Wie ist es, machtlos danebenzustehen, wenn jemand stirbt, weil die Vorgesetzten das Falsche getan haben? Wie geht man als Ärztin damit um, wenn während einer Nachtschicht ein Patient, in den man sich verliebt hat, darum bittet, dass man sich zu ihm legt? Obwohl Gefühle im Krankenhaus eigentlich fehl am Platz sind, brechen sie doch immer wieder mit Macht zwischen den geregelten Abläufen hervor. Nicht nur bei den Patienten, auch bei Ärzten.

Gabriel Weston nimmt den Leser mit in die geheimnisvolle Welt hinter den OP-Türen und beschreibt schonungslos ehrlich und mitreißend, was sie in diesem so eigenen Kosmos über Schönheit, Liebe und den Tod gelernt hat.

Ein intelligentes Buch, dessen Einsichten über die menschliche Natur angesichts lebensbedrohlicher Momente den Leser noch lange begleiten werden.

Gabriel Weston, geboren 1970, beschloss mit 24 Jahren, Chirurgin zu werden. Da hatte sie gerade ihr Literaturstudium abgeschlossen und sich – abgesehen vom Biokurs in der Schule – noch nie mit Naturwissenschaften beschäftigt. Nach einem Crashkurs bei einem verrückten Professor studierte sie Medizin und lebt heute mit ihrem Mann und zwei Kindern in London, wo sie als HNO-Chirurgin und mittlerweile auch als erfolgreiche Autorin arbeitet.

Gabriel Weston

WIR HALBGÖTTER
Bekenntnisse einer Chirurgin

Aus dem Englischen von
Silvia Morawetz

Rowohlt Taschenbuch Verlag

Die englische Originalausgabe erschien 2009 unter dem Titel
Direct Red. A Surgeon's View of her Life-or-Death Profession
bei Jonathan Cape, London.

Veröffentlicht im Rowohlt Taschenbuch Verlag,
Reinbek bei Hamburg, Juli 2012
Copyright © 2011 by Rowohlt Verlag GmbH, Reinbek bei Hamburg
Direct Red. A Surgeon's View of her Life-or-Death Profession
Copyright © 2009 by Gabriel Weston
Redaktion Marie Harder
Satz aus der Minion-Pro, PageOne,
bei Dörlemann Satz, Lemförde
Druck und Bindung Druckerei C. H. Beck, Nördlingen
Printed in Germany
ISBN 978 3 499 62727 9

FÜR ANDER

Vorbemerkung der Autorin

Dieses Buch ist nicht im wörtlichen Sinne wahr. Zwar verdanken die Figuren manches den Patienten und Ärzten, die ich kennengelernt habe, keine dieser Personen aber existiert so in der Realität. In gleichem Sinne sind die Ereignisse, die ich schildere, eine Mischung von Dingen, die wirklich geschehen sind, und von solchen, die hätten geschehen können. Wenngleich das Ergebnis also nicht ganz wahr ist, so hoffe ich, dass es dennoch wahrhaftig ist.

G. W.

INHALTSVERZEICHNIS

SCHNELLIGKEIT **9**

SEX **19**

TOD **34**

STIMMEN **47**

SCHÖNHEIT **64**

HIERARCHIEN **78**

REVIERKÄMPFE **96**

NOTFÄLLE **107**

EHRGEIZ **120**

HELFEN **132**

KINDER **153**

ÄUSSERLICHES **171**

VERÄNDERUNGEN **183**

ZUHAUSE **194**

SCHNELLIGKEIT

Gleich werde ich ohnmächtig. «Methylenblau. Acridinorange.» Seit sieben Stunden halte ich den Hals von jemandem offen. Währenddessen hat mir mein Oberarzt die vier Anatomiefragen gestellt, die er mir jede Woche stellt; sonst wurde nichts gesprochen. Auf Heart 106,2 laufen dieselben alten Songs jetzt zum dritten Mal. «Safrangelb. Malachitgrün.» Mein Rücken ist kalt vor Schweiß unter meinem OP-Shirt aus Synthetikfaser, das nichts aufsaugt. Mein Mundschutz nimmt mir die Luft, der Sichtschutz ist schmutzig wie eine Frontscheibe an einem Sommerabend. Ich fühle mich inzwischen unangenehm schwerelos, und mein Sehvermögen setzt zwischenzeitlich aus. «Purpurrot. Hoffmanns Violett.» Ich will meine Blamage gerade eingestehen und mich vom OP-Tisch entschuldigen, da beginnt mein Mantra zu wirken. «Direktrot.» Die offene Wunde vor mir gewinnt wieder Kontur. Ich höre auch wieder normale Geräusche. Die Übelkeit ist vorbei. Niemand hat etwas gemerkt.

Was macht man, wenn einem im OP schlecht wird? Kaum jemand spricht darüber, aber ich bin der festen Überzeugung, dass alle Chirurgen solche Momente der Unfähigkeit kennen und dass jeder von uns auf andere Weise versucht, sich wieder in den Griff zu bekommen. Während des Medizinstudiums, in den Pathologie-Semestern, faszinierten mich die Bezeichnungen für die Farbstoffe, mit denen Gewebe eingefärbt werden, damit man Details unter dem Mikroskop besser sieht. Kristallen wie Edelsteine und in den Grundfarben wie die Tuben, die man für Tortenguss oder zum Eierfärben verwendet, strahlten die Namen dieser Elixiere in meiner Vorstellung heller als die Substanzen selbst, die einfachen Farbtöne durch geheimnisvolle Vorsilben ausdifferenziert. Und mittels eines Vorgangs, den ich nicht genauer schildern kann, rufe ich mir jedes Mal, wenn mir im OP schlecht wird, die dem Regenbogen entsprechende Reihe dieser Bezeichnungen ins Gedächtnis. Das stimuliert meine nachlassenden Geisteskräfte und holt mich meist von dem seltsamen physiologischen Grenzzustand ins normale Handeln zurück.

Bei mir rühren solche Momente des Beinahe-Kollapses nicht von Schlafmangel, übermäßigem Alkoholgenuss oder versäumtem Frühstück her. Ich bleibe am Abend vor einer Operation nie lange auf und trinke auch nicht; ich bin immer schon ganz heiß vor Erwartung. Nein, es sind die *langwierigen* Operationen, die ich nicht aushalte, Langsamkeit ertrage ich nicht; es macht mich krank, wenn es nicht vorangeht. Mein ganz persönliches Empfinden hängt mit etwas zusammen, was ich während meiner gesamten chirurgischen Tätigkeit deutlich beobachten konnte: dass nämlich auf der einen Seite Schnelligkeit und Kompetenz oft Hand in Hand gehen, wie es Langsamkeit und Ungeschicklichkeit auf der anderen tun.

Die schlimmste Operation, die ich je erlebt habe, ging langsam voran. Es war meine allererste Nachtschicht als junge Assistenzärztin der Allgemeinchirurgie überhaupt, und ich hatte Bereitschaft. Als ich, klinisch noch gänzlich unerfahren und eingeschüchtert, meine Schicht antrat, erfuhr ich, dass der diensthabende Stationsarzt an einer Lungenentzündung erkrankt war und gerade ein Bett in einer Abteilung bekommen hatte. Ich würde also die ganze Schicht ohne medizinische Beaufsichtigung verbringen und sollte meinen Oberarzt anrufen, falls ich Hilfe benötigte.

Mitten in der Nacht rief mich der Notfallmelder meines Piepers in die Notaufnahme: «Unfallpatient! Ein Chirurg in die Notaufnahme! Bitte sofort in den Schockraum!» Während ich die drei Treppen hinunter- und durch den langen Flur meinem Schicksal entgegenrannte, war das Einzige, was ich nun, auf der Schwelle zu meiner chirurgischen Ausbildung, dachte: «Was auch immer gleich auf dich zukommt, du wirst nicht wissen, was du tun sollst», und ich spürte überdeutlich, dass mir der Beistand eines erfahrenen Kollegen fehlte.

Überraschenderweise war das Szenario, das mich hier empfing, aber so eindeutig, dass ich wusste, was ich zu tun hatte. Meine Patientin war eine junge Frau, die in einem Nachtclub in der Stadt angeschossen und am Unterleib verletzt worden war. Sie hatte an der Stelle, wo die Kugel eingetreten war, ein Loch im Bauch, aber keine sichtbare Austrittswunde. Ihr ganzer Rumpf schwoll vor meinen Augen an und war hart und gespannt, als ich ihn berührte, ein eindeutiges Indiz für eine starke intraabdominale Blutung. Mir war klar, dass die Frau sofort in den OP gebracht und aufgemacht werden musste und dass für Untersuchungen und langwieriges Hin und Her keine Zeit war. Erleichtert, weil diese Entscheidung so leicht war, bat ich die Besatzung der Notaufnahme, die Patientin für die Operation vorzubereiten. Dann rief ich den Oberarzt an, der Bereitschaftsdienst hatte, und schlug vor, sich mit mir im OP zu treffen. «Nicht so hastig», wandte er ein. «Ihr jungen Leute habt es immer so eilig.»

So kam es zur ersten Verzögerung in einer Nacht, in der der betreffende Oberarzt insgesamt erschreckend wenig in der Lage war, schnell zu handeln. Wenn ich daran zurückdenke, laufen die Ereignisse vor meinem geistigen Auge ab wie in Zeitlupe, wie Unterwasseraufnahmen. Mein törichter Chef ließ sich eine halbe Stunde Zeit, bevor er erschien. Er kam, die Hände in den Hosentaschen, in die Notaufnahme geschlendert und vertrödelte weitere Minuten damit, dass er die anwesenden Polizisten mit seinen Kenntnissen über Feuerwaffen zu beeindrucken versuchte. Er zog mein Gefühl, dass Eile geboten war, ins Lächerliche. Ordnete einen überflüssigen Scan an, wo klar ersichtlich war, dass eine junge Frau vor ihm im Sterben lag und unverzüglich operiert werden musste. Als er endlich doch meinte, dass es Zeit war, in den OP zu gehen, nahm er sich unterwegs noch einen Instant-Kaffee mit.

Zum Glück beschleunigte die Physiologie den Fortgang der Dinge, der mir bisher quälend langsam vorgekommen war: Nachdem wir die Frau vom Brustbein bis zum Schambein aufgeschnitten und ihren Darm mit einem weit ausholenden Griff aus dem Weg geräumt hatten, waren wir mit dem Anblick einer tiefen leeren Bauchhöhle konfrontiert, in die das Blut so schnell einlief wie Wasser in ein Schwimmbecken. Die beiden großen Sauger, die die Schwester mir gegeben hatte, kamen bei dem Strom gar nicht nach, und das Blut schwappte seitlich über, schwappte auf uns und auf den Boden. Als ich später im morgendlichen Zwielicht des leeren Frauen-Umkleideraums meine OP-Kleidung auszog, war meine Unterwäsche durchnässt vom Blut der Frau, und ich weiß noch, dass mir ein bizarrer, pompöser Vergleich mit Macbeth einfiel: Ob auch ich nach einer solchen Nacht «die unermesslichen Gewässer färben und Grün in Rot verwandeln» konnte?

Aus heutiger Sicht kann ich kaum glauben, dass der betreffende Oberarzt keinen Schimmer gehabt haben soll, was zu tun war, dass er nicht die simpelsten Notfallmaßnahmen – die Aorta abklemmen oder auch nur den Unterbauch mit Tupfern vollstopfen – ergriff, um Zeit zu gewinnen. Er kaschierte seine Ahnungslosigkeit durch betonte Langsamkeit, was sein Denken gefährlich träge werden ließ. Er brauchte fast eine

Stunde, bis er zugab, dass er der Sache nicht gewachsen war, und herrschte in seiner sich nun einstellenden Verzweiflung die OP-Schwester an: «Besorgen Sie mir einen anderen Chirurgen! Egal wen!» Eine weitere Stunde verging, bevor der für die Region zuständige Gefäßspezialist im Krankenhaus eintraf und die OP übernahm. Für die Patientin war es allerdings zu spät: Nachdem der zweite Chirurg die Löcher in ihren Beckengefäßen gefunden und die Sache in Ordnung gebracht hatte, überlebte sie zwar noch die Nacht, starb jedoch tags darauf an multiplem Organversagen, vermutlich aufgrund des schweren Blutverlusts.

Diese grässlichen Bilder habe ich nie vergessen. Ich war zu dem Zeitpunkt zwar noch so jung, dass von mir keine vernünftigen Vorschläge erwartet wurden, aber die Nacht hat mich gelehrt, wie nützlich rasches Handeln ist.

Und tatsächlich: Viele meiner begabtesten Lehrer, bei denen ich die Techniken des Schneidens gelernt habe, waren schnell. Besonders ein Allgemeinchirurg war die Flinkheit in Person. Es war fast unmöglich, bei Visite auf Station mit ihm Schritt zu halten; Operationen führte er wie mit hochgejagtem Motor durch. Er sezierte haarscharf über lebenswichtige Gefäße hinweg, in einem Zug, und sagte: «Kenne deinen Feind.» Wenn ich seine Wunden vernähte, zitterte der Nadelhalter in meinen ungeschickten Anfängerhänden, und mein Lehrer stand hinter mir und trieb mich an: «Schnell! Schnell! Wie eine Singer-Nähmaschine!»

In dem Zusammenhang denke ich auch an einen anderen Chirurgen, den ich kenne, ebenfalls hoch angesehen. Er ist nicht nur beeindruckend flink mit den Händen, sondern fährt auch noch in seiner Freizeit Motocross; Schnelligkeit ist seine große Stärke und begründet seinen guten Ruf.

Und auch der spezielle Sprachgebrauch in der Chirurgie

misst den Dingen, die wir schnell tun, eine dramatische Bedeutung bei. Thorax-Chirurgen «knacken» den Brustkorb «auf», wenn sie im Notfall einen schnellen Zugang benötigen, Transplantationschirurgen «schnappen» sich Spendernieren. In der HNO-Chirurgie verschafft man sich mit einem «Schlitz» durch die Halsweichteile in Notfällen schnellen Zugang zur Luftröhre. Wir verwenden diese Ausdrücke zu gern und sind ganz heiß darauf, selbst solche eiligen Eingriffe vorzunehmen.

In der Woche, in der mir der schlimme Fehler passierte, kamen all diese Faktoren zusammen – meine Aversion gegen die Langsamkeit, mein Drang, schnell sein zu wollen, die Anwesenheit eines ungeduldigen, begabten Chefs. Seit meiner ersten Begegnung mit dem Löwen bringe ich ihm mehr als nur gewohnheitsmäßigen Respekt entgegen. Mein Chef ist für vieles bekannt: für seinen jähen, beißenden Zorn, seine wunderbare Chirurgenhand, seinen großen Humor. Mein Wunsch, Eindruck zu machen, ist jener der Verehrerin in Bezug auf das Objekt ihrer Zuneigung, der des Erdenwurms angesichts seines Idols. Richtet der Löwe das Wort an mich, ist mir, als scheine Licht auf mich; nennt er mich seine «desperate housewife», fühle ich mich als etwas Besonderes.

An diesem verhängnisvollen Tag muss ich im OP nacheinander bei zwei Patienten die Glandula submandibularis entfernen, der seltene Fall, ein Organ nach einer Lerneinheit gleich anschaulich vor sich zu sehen. Ich habe mich am Abend vor der OP zu Hause auf den Eingriff vorbereitet und bin theoretisch gewappnet. Schon mehrmals habe ich erlebt, dass der Löwe für diesen Eingriff keine zwanzig Minuten brauchte. Für mich jedoch ist es das erste Mal, und ich bin langsam im Operieren. Mein verehrter Chef steht hinter mir, und ich fange an: Hautschnitt, Blutstillung, Anheben der Kapsel, um zu vermeiden, dass ein wichtiger Abschnitt des Gesichtsnervs beschädigt wird. Eine halbe Stunde ist bereits vergangen. Hinter mir tritt der Löwe von einem Bein aufs andere. Ich fühle seine körperliche Nähe so deutlich, wie das in keiner anderen Situation tolerabel wäre, und mit ihr das volle Gewicht seiner überhohen Ansprüche. «Lassen Sie sich Zeit», sagt er mehrmals, aber sein Ton straft seine Worte Lügen.

Eine halbe Stunde später habe ich die faszialen Gefäße gefunden und sie abgebunden. Ich muss nur noch dasselbe mit dem Speicheldrüsengang tun und die Muskelloge heben. Da er weiß, dass die Operation sich ihrem Ende nähert, geht mein Chef demonstrativ, allerdings humorvoll und nicht drohend, auf die Tür zu, die aus dem OP hinausführt. Sagt spöttisch: «Mir wird jetzt langweilig, Doktor. Ich geh raus, wenn ich hier nicht bald was zu sehen kriege.» Ich weiß, es ist eigentlich noch humorvoll gemeint, habe aber auch das Gefühl, dass er mich besonders nach meinem Tempo beurteilt. Das restliche Gewebe schneide ich schneller, als es eigentlich gut ist. Ich möchte nicht unbeaufsichtigt zurückgelassen werden und, noch wichtiger, ertrage die Vorstellung nicht, dass ich womöglich bei den inkompetenten Lahmen einsortiert werde. Ich schließe die Operation ab; sie hat über eine Stunde gedauert.

Ich schreibe noch meine OP-Notizen, da wird schon die nächste Glandula submandibularis auf dem Tisch narkotisiert. Diesmal werde ich mich beweisen! Die letzte Glandula noch frisch im Gedächtnis, denke ich, dass ich es auch mit weniger Anleitung schaffen und durchaus schneller fertig werden kann als vorher. Ich möchte den Glauben des Löwen an mich wiederherstellen.

Ich trete an den Tisch, bereite den Patienten vor und decke ihn ab, markiere die Stelle, an der ich zu schneiden beabsichtige, zwei Fingerbreit unter der Kinnlinie, damit ich den

Endast des Mandibularnervs erhalten und aus einer kleinen Spritze dosiert Lokalanästhetikum infiltrieren kann. Die unumgängliche Frist von zwei Minuten bis zum Einsetzen der Wirkung gibt mir Zeit zu planen, und ich sammle mich. Der Löwe hat seinen Platz hinter mir eingenommen und schweigt wieder, so als gebe er mir noch eine Chance. Wie ich vorgehen will, erkläre ich ihm mit meinem ersten Schnitt, der schnell ist, fest und unaufgeregt. Noch ein Schnitt, und die vergrößerte Drüse blitzt zu meiner Freude unter der Kapsel hervor, glasig wie ein Augapfel. Ich durchdringe diese sie umhüllende Schicht ohne Schwierigkeiten und habe jetzt volle Sicht auf die Drüse. Niemand hat ein Wort gesprochen; mein Chef hat sich alle Bonmots verkniffen und hinter meinem Rücken nicht gestichelt. Ich bin froh, mein Ziel steht mir vor Augen, ich bin wie ein Boot, in dessen Segel der Wind gefahren ist.

Leider ist es vorbei mit meiner Leichtigkeit, als ich versuche, die Glandula zu bewegen. Jeder Schnitt löst prompt eine Blutung aus. Sickernde Flüssigkeit trübt das Operationsgebiet. Ich komme nur noch langsam und stockend voran. «Sialadenitis», murmelt mein Chef. Mit der Festellung, dass diese Speicheldrüse durch chronische Entzündungen vernarbt ist, scheint er mir zu verzeihen, dass mein Tempo nachgelassen hat. Bang mich mühend, fahre ich fort. Ich binde mehrere zuführende Gefäße ab, bin aber nicht hundertprozentig sicher, welches davon die Gesichtsarterie und welches die Gesichtsvene ist, so verheert ist die Geographie durch jahrelange Krankheit. Der Löwe hetzt mich nicht, sondern tritt immer wieder kurz zur Seite und unterbricht sein genaues Beobachten durch kurze Wortwechsel mit verschiedenen Leuten aus dem OP-Team. Ich bin tief enttäuscht, weil ich seine Aufmerksamkeit so gut wie verloren habe. In den Nachbarräumen sind die meisten der angesetzten Eingriffe abgearbeitet, und mittlerweile sind eine ganze Menge Menschen in meinen OP gekommen, aber nicht wegen mir, sondern weil sie meinen charismatischen Chef sehen wollen und neugierig sind, wie er mit mir, der Neuen, umgeht.

Jetzt ist die Operation gleich geschafft, und wie die vorige hat sie fast eine Stunde gedauert. Ich habe den Wharton'schen Gang abgebunden, und die Drüse hängt an einem Stiel, den ich sorgfältig mit Klemmen seziere. Nun wirklich ungeduldig – aber auch, weil so viele zuschauen –, drängt der Löwe mich: «Schneiden Sie schon, na los.» Ich zögere, bin gar nicht mehr darauf aus, eine besonders gute Figur zu machen, will nur noch die letzten Augenblicke auskosten, in denen ich das Messer führe. Er wiederholt, noch lauter: «Schneiden Sie endlich, Sie Zimperliese! Los, schneiden Sie!» Ich kann mich nicht länger sträuben, bewege Daumen und Hand, die in der Schere stecken, aufeinander zu, und im nächsten Moment spritzt gut dreißig Zentimeter weit Blut durch den Raum. Ich habe die Facialarterie durchtrennt, die im letzten Strang unbeschädigten Gewebes versteckt war. Die Zuschauer rücken näher heran, jetzt froh, dass sie in diesem OP, in dieser Vorstellung gelandet sind. Ich suche nach dem Ende der Arterie und will den stoßweisen Blutfluss eindämmen, gebe mich aber bald geschlagen und bitte um Hilfe. Ich komme mir begriffsstutzig und ungeschickt vor, schäme mich. Der Löwe tritt an den Tisch; mit einer Gewandtheit, die mir zeigt, wie tapsig ich bin, identifiziert er die schuldige Arterie und bindet sie ab. Der Patient ist wieder außer Gefahr.

Später, das Chaos ist beseitigt, die anderen sind gegangen, kommt der Löwe zu mir und räumt leise ein: «Das habe ich Ihnen verdorben.» Es ist seine Entschuldigung, und ich nehme sie mit gespielter Tapferkeit an: «Nein, haben Sie nicht. Aber sagen Sie bitte so was nie wieder zu mir!»

Wenn ich von einem OP-Tisch, an dem ich den ganzen Tag gestanden habe, auf dieses Ereignis zurückblicke, weiß ich um die Lächerlichkeit und Hybris meines Tempowahns. Ich weiß noch nicht, ob aus mir einmal eine gute Chirurgin wird, aber die Tatsache, dass ich im Moment langsam arbeite, macht mich noch nicht zu einer schlechten. Mein Chef vernäht sorgfältig die Wunde. Der Tag ist fast vorbei.

SEX

Um ein guter Arzt zu sein, muss man einen Spagat hinbekommen: Man muss so viel Nähe zu einem Patienten entwickeln, dass er einem etwas erzählt und man auch versteht, was er meint. Man muss aber auch genug Abstand wahren, um emotional nicht zu sehr einzusteigen. Der Abstand bietet beiden Parteien Sicherheit. Ein Arzt kann es sich nicht leisten, beim Anblick von Blut ohnmächtig zu werden oder sich bei übelriechenden Fäzes übergeben zu müssen. Und dass der Doktor in Tränen ausbricht, ist das Letzte, was jemand will, der gerade richtig schlechte Neuigkeiten erfahren hat. Manchmal aber nimmt man das Ähnliche zwischen einem selbst und dem Patienten stärker wahr als das Trennende. Manchmal zeigt einem der eigene Leib, wie sensibel er ist, wie er mitfühlt mit dem Menschen, den man gerade untersucht, oder das eigene Herz schießt quer und macht sich bemerkbar, wenn man es am wenigsten gebrauchen kann. Zu den schwierigsten Dingen, die man im Krankenhausalltag lernen muss, gehört der Umgang mit dem Sexuellen. Das ist, als mache man die Pubertät noch einmal durch.

Als ich zum ersten Mal den Penis eines Fremden anfasste, war es glücklicherweise der eines narkotisierten Patienten. Dem alten Mann, der bewusstlos aus dem Anästhesieraum in den OP gefahren worden war, sollte wegen eines Karzinoms ein Teil des Dickdarms entfernt werden: eine lange Operation, zu deren Überwachung man einen Harnblasenkatheter legt.

Ich war Ärztin im Praktikum. Ich war zwar sehr gern im OP, hatte aber noch nicht so recht meinen Platz darin gefunden. Ich stand verlegen in einer Ecke, als mein Kollege, ein attraktiver Facharzt, sagte, ich solle mich doch einbringen. Ich willigte begeistert ein, gab zu, mit dem Vorgang dieser Operation noch nicht vertraut zu sein, und war dankbar, als er sich bereit erklärte, mir zu zeigen, was ich tun sollte. Eine Schwester richtete einen Wagen mit allen Instrumenten her, die wir benötigten, und der Adonis und ich traten vor den nackten Leistenbereich des Patienten.

Ich streifte mir ein Paar sterile Handschuhe über. «Eine Hand», erläuterte mir der Adonis, «ist sauber. Eine Hand ist schmutzig. Mit der schmutzigen Hand tupfen Sie den Penis ab.» Ich hatte Mühe, gewisse Phantasien über mich und diesen Chirurgen beiseitezuschieben, die die beiden Wörter «schmutzig» und «Penis» bei mir auszulösen drohten, und wurde rot. Als erstes wusch ich die Eichel des Patienten.

Das Grüppchen des OP-Personals amüsierte sich über mein offensichtliches Unbehagen, als der Chirurg fortfuhr: «So, jetzt mit dieser Hand den Penis ruhig halten. Und mit Ihrer sauberen Hand» – die Erleichterung, nicht ständig das Wort ‹schmutzig› hören zu müssen, ließ meine Röte etwas verblassen – «nehmen Sie das Lidocain-Gel und führen es in den Kanal ein.» Nervös nestelte ich mit der Hand – die, welch ein Jammer, ja doch nie mit dem Chirurgen in Berührung kommen würde – an dem schlaffen Glied des Patienten, und das Anästhetikum aus der Ampulle verschwand nicht, wie erhofft, in seinem Penis, sondern ergoss sich auf seinen Unterbauch. Erfahren in solchen Situationen und blind für romantische Anwandlungen amüsierte sich der Adonis über meine Ungeschicklichkeit. «Erst die Vorhaut zurückziehen, dann den Katheter einführen.» Kein Penis, dafür lauter Vorhaut – die Aufgabe schien unlösbar. Die rutschige Vorhaut lag gar nicht, so schien es, auf etwas auf, von dem man sie hätte zurückschieben können, sodass das Ende des fußlangen Katheters immer wieder aus der sackartigen Eichel des Penis herausflutschte und ich mit jedem beherzten Schub Gel verspritzte. Krankenschwestern und OP-Kräfte kicherten. Der Adonis sagte schneidend: «Ich dachte, das können Sie besser. Es wird doch wohl nicht Ihr erster Penis sein?» «Mein erster schlaffer, doch!», war alles, was ich in der Aufregung entgegnen konnte.

Schließlich führte der Adonis die Arbeit für mich zu Ende, aber noch Wochen später fingen überall im OP erfahrene Chirurgen an zu kichern, wenn sie sich erinnerten, dass ich diejenige war, die verkündet hatte, sie sei das Hantieren mit steifen Gliedern gewohnt.

Eine andere peinliche Begegnung, bei der ich mich in die Präpubertät zurückversetzt fühlte, ereignete sich während eines Bereitschaftsdienstes. Ich wurde gebeten, mir einen postoperativen Patienten anzusehen, der unter Phimose litt. Das sind schmerzhafte Beschwerden, die auftreten, wenn die Vorhaut für längere Zeit über die Glans penis zurückgezogen wird. Das Bändchen der zurückgezogenen Haut wirkt wie eine Aderpresse und verhindert den Blutabfluss aus dem Penis, der sich schmerzhaft aufbläht. Im Krankenhaus kann es dazu kommen, wenn eine Schwester oder ein Arzt nach dem Einführen eines Katheters vergessen hat, die Vorhaut wieder zurückzuziehen.

Es war mitten in der Nacht, als ich auf die orthopädische Station kam und sofort ein leises Stöhnen ausmachte, das sich von den allgemeinen Schmerzgeräuschen unterschied. Steve, der stämmige Oberpfleger, brachte mich zu Mr. Ashtons Bett, zog den Vorhang um mich und den Patienten und ließ uns mit aufmunterndem Zwinkern allein. Das eingegipste Bein auf einem Kissen, hatte Mr. Ashton vor Unruhe den Kopf in den Nacken geworfen. Sein geschwollener, verfärbter Penis hob sich wie ein dunkler Leuchtturm vor dem Horizont des Lakenrandes ab.

Er war ein junger Mann. Wir waren etwa gleich alt. Unter anderen Umständen wäre ich ihm vielleicht auf einer Party begegnet – ein Gedanke, den ich mir gleich wieder aus dem Kopf zu schlagen versuchte. Ich war fast dankbar, dass er Schmerzen hatte, weil so keine Peinlichkeit zwischen uns aufkommen konnte. Mr. Ashton sah mich verstört an und wimmerte leise. Ich begann, ruhig auf ihn einzureden, nicht weil es nachtschlafende Zeit war, sondern weil ich wollte, dass er mich ansah, merkte, wie ruhig ich war, und daraus schloss, dass ich behutsam sein würde, denn ich erklärte ihm nun, dass ich gleich seinen wunden Penis in die Hand nehmen und ihn drücken würde. Kaum hatte ich «drücken» gesagt, da fügte ich schon «ganz, ganz sacht» hinzu, ohne jedoch näher auszuführen, dass ich den Druck immer mehr verstärken würde, so lange, bis ich das gestaute Blut proximal verteilt hatte, anschließend die Vorhaut lösen und alles wieder an seinen Platz bringen konnte.

Ich nahm seinen nächsten Wimmerlaut als Zustimmung und umfasste mit der Hand, Finger für Finger langsam fest schließend, so viel von der Spitze seines Penis, wie ich konnte. Es fühlte sich an, als berührten wir zwei uns kaum. Mr. Ashton holte im selben Moment Luft; womöglich erleichtert, seine schlimmsten Befürchtungen über rachsüchtige Frauen nicht bestätigt zu sehen. Nach und nach verstärkte ich nun den Druck, erst so weit, dass die kleinen Muskeln meiner Hand sich in ihrer noch halb gedehnten Position entspannen konnten, dann noch mehr. In merkwürdiger Umkehrung anderer ähnlicher Berührungen registrierte ich befriedigt, dass das, was ich umfasst hielt, zu schrumpfen begann. Noch immer steigerte ich behutsam meinen Druck. Nach ungefähr fünf Minuten umklammerte ich Mr. Ashtons Penis mit aller Kraft. Sowie das restliche gestaute Blut vom Ende seines Organs hinaufgewandert war, ließen seine Beschwerden nach, und was vorher wie quälender Schmerz ausgesehen hatte, wich jetzt nackter Scham. In der künstlichen Dunkelheit der Station waren wir mit einem Mal bloß noch zwei einander fremde junge Leute, von denen einer den Penis des anderen hielt.

Mr. Ashton dankte mir und konnte offensichtlich kaum erwarten, dass ich ging. Ich war zufrieden, dass ich die Sache gut erledigt hatte, und wollte mich selbst auch rarmachen. Steve machte, wie zu erwarten war, irgendeine flapsige Bemerkung, als ich die Station verließ, und ich wurde zu einer anderen Aufgabe gerufen.

Der Penis kommt am Arbeitsplatz von Medizinern auch auf subtilere Art ins Spiel. Noch ehe ich überhaupt daran dachte, Ärztin zu werden – ich studierte damals Literatur an einer Universität im Norden –, bat einmal einer meiner Dozenten seinen Bruder, der Chirurg war, um Hilfe bei der Renovierung seiner Küche. An dem Abend, als der handwerklich Begabte in der Stadt ankam, war ich zu einer kleinen Studentenparty im Haus des Dozenten eingeladen. Es gab Fleisch, und der angereiste Bruder aß viel davon. Wir unterhielten uns mit Junge-Leute-Geschichten aus der Zeit zwischen Schule und Studium, über die postkartengroßen Abenteuer, die wir bisher erlebt hatten. Gegenüber seinen Schilderungen von Schneiden und Schuften im OP nahmen sich unsere klein und albern aus. Dieser Mr. Silk hatte ein paar Fotoalben im Auto liegen, die er uns beim Kaffee zeigte. Sie waren voller Vorher-nachher-Bilder: vorher der Tumor, nachher eine glatt sich dehnende Partie Fleisch, vorher ein komplizierter Bruch, nachher gerichtete Gliedmaße mit fein vernähter Haut. Am Ende der Mahlzeit schälte Mr. Silk vor unseren Augen einen Apfel, und wir schauten zu, als sich die Schale in einem schmalen, perfekt geringelten Streifen von der Frucht löste.

Mit zweiundzwanzig staunte ich darüber und wurde, da ich dem Bruder meines Dozenten den ganzen Abend aufmerksam zugehört hatte, mit der Aufforderung belohnt, ihn in seinem OP zu besuchen, wenn ich wieder einmal in London war. Ohne Zögern nahm ich an.

Keinen Monat später fuhr ich mit dem Zug gen Süden, um das Wochenende bei einer Tante zu verbringen. Am Samstag stand ich frühmorgens auf und gelangte mit der ersten U-Bahn zu Mr. Silks privat betriebenem Operationstrakt. Ich war sehr aufgeregt, als man mich in den Damen-Umkleideraum führte und mir meinen ersten OP-Anzug und die Haube gab. Ich erinnere mich noch wie heute an den merkwürdigen Industriegeruch, den der Stoff ausströmte, wie harter, staubiger Asphalt. Und dass ich mir fast wie unbekleidet vorkam mit dem gestärkten Oberteil und der Hose auf Haut und Unterwäsche.

Als er mich erblickte, schloss Mr. Silk mich in die Arme und führte mich mit besonderer Höflichkeit in den Operationssaal. Ich wurde einem weltmännisch wirkenden Anästhesisten und verschiedenen Mitarbeitern vorgestellt. Mr. Silk zeigte mir alles. Fälschlicherweise dachte ich, dieser gute Ton sei unter Chirurgen üblich. Es sollte fünfzehn Jahre dauern, bis ich wieder einmal in einem OP das Gefühl hatte, jemand Wichtiges zu sein – dann aber auch mit Recht.

Mr. Silk führte an diesem Tag den athletischen und dramatischen Einbau eines künstlichen Hüftgelenks durch. Von den

Einzelheiten des Operationsverlaufs weiß ich nicht mehr viel, das war ja damals alles vollkommen neu für mich. Geblieben sind mir sinnlichere Eindrücke: die Musik des Anästhesiegeräts, dessen Summen, Piepsen und Seufzen ich zum ersten Mal vernahm; der Geruch von sauberen, harten Oberflächen, vermischt mit dem Lehmigen, Dunghaften aus dem Körperinnern; die migräneträchtig grellen OP-Lampen; und die reduzierte Gebärdensprache zwischen den beteiligten Personen.

Die Operation war vorbei, der Patient hinausgefahren, die Mitarbeiter gegangen, da holte Mr. Silk eine Flasche Sekt aus einem Anästhesiekühlschrank, und er, ich und der Anästhesist standen in dem Raum und tranken aus weißen, geriffelten Plastikbechern, wie man sie auf Kindergeburtstagen für Saft benutzt. In Unkenntnis der in der Privatmedizin herrschenden Sitten und Gebräuche hielt ich das für so etwas wie Beziehungspflege nach getaner Arbeit.

Hinterher führte der Bruder meines Dozenten mich in ein Restaurant aus, und das Staunen, die Erregung und Begeisterung über das im OP Erlebte sprudelten während des ganzen Essens nur so aus mir heraus und trugen mich über alle eventuell aufkommenden Peinlichkeiten hinweg. Ich kam gar nicht dazu, mich zu fragen, ob es nicht etwas seltsam war, dass ich mit diesem fremden Mann in diesem Lokal saß – ich sah nur die funkelnde Welt der Chirurgie, die sich mir aufgetan hatte, und verglichen damit wirkte die normale Welt stockfleckig wie ein altes Familienfoto.

Er führte mich aus dem Restaurant, seine große Handwerker- und Chirurgenhand, die noch schwach nach Desinfektionsmittel roch, an meinem Ellenbogen, durch die erste der zwei schweren Holztüren hindurch, hinter denen London und sein Straßenverkehr lagen. Dort, im Windfang zwischen den Türen, hielt er mich an, stand ganz nah und sagte: «Es war ein wunderbarer Vormittag.» Und dann: «Meine Frau weiß nichts davon.» Eine merkwürdige Vorrede zu dem mich plötzlich überkommenden Gefühl, dass er womöglich gleich seinen großen, fünfundfünfzig Jahre alten Mund auf meinen pressen würde. Ich machte einen Schritt rückwärts und öffnete rasch die Tür zur Straße. Nach einem steif herausgepressten Dank ging ich zur U-Bahn und fuhr zurück zu meiner Tante. Eine solche Vorzugsbehandlung sollte ich nie wieder erhalten.

An allen Arbeitsplätzen kommen solche Dinge vor. In einem Beruf jedoch, in dem der Körper die allgemeine Währung ist, mutet es seltsam an, wenn der eigene Körper überhaupt Thema wird. Und so verlegen einen solche Erlebnisse auch machen, noch viel bestürzender ist die Lage, wenn einem Gefühle, die man selbst für einen Patienten entwickelt, in die Quere kommen.

Ich schlug gerade einen neuen weißen Kittel aus seiner verschweißten Verpackung, um meinen ersten Bereitschaftsdienst als ausgebildete Ärztin anzutreten, da fuhr auf der anderen Seite Londons ein makelloser junger Maurer mit seinem 750er-Motorrad auf einer scheinbar leeren innerstädtischen Straße und beschleunigte auf 100 km/h. Während die erste Stunde meines Bereitschaftsdienstes über kleinen Aufgaben und Plaudereien verging, bemerkte er einen Van zu spät, der aus einer Seitenstraße einbog und ihn von seiner Maschine warf. Ich fragte mich gerade, ob mir die Nacht wohl etwas Aufregendes bescheren würde, da landete Mark auf dem Boden, überschlug sich mehrmals, wobei ihm die verschiedensten Knochen brachen, und schlitterte schließlich geräuschvoll über die mit Schotter bedeckte Straße. Hier legte er hundert Meter in zehn Sekunden zurück, lag dann gekrümmt fünf Minuten lang da, bis der Krankenwagen kam, den der Van-Fahrer gerufen hatte, und ihn einlud. Kurz darauf traf er in der Notaufnahme ein, wo ihn ein Unfallteam erwartete. Die erste Untersuchung seiner Atemwege und seines Blutkreislaufs ergab, dass er lebte; nach der zweiten, bei der schnell nacheinander alle Körperteile angeschaut werden, wurde beschlossen, den Mann in die Orthopädie aufzunehmen und alle anderen Verletzungen zurückzustellen, bis wir wussten, ob er lebensbedrohliche Knochenverletzungen hatte.

Mark hatte sechsunddreißig Frakturen, zum Teil große Einzelbrüche, der Rest Trümmerfrakturen, teils mehrere an derselben Extremität. Erstaunlicherweise gab es keine Quetschungen am Kopf und im Gesicht, und von seinen inneren Organen war keines schwer beschädigt. Sein Sturzhelm und seine Knochen hatten ihren Zweck erfüllt.

Zwei chirurgische Oberärzte, jeder unterstützt von einem Assistenzarzt, brachten ihn in den OP und begannen, die Dinge wieder in Ordnung zu bringen. Einen der beiden Chirurgen kannte ich nicht, der andere wurde wegen seines Bauchumfangs, seiner Gesichtsbehaarung und seiner polternden Art Santa genannt. Er selbst bezeichnete sich als Zimmermann, und hier hatte er gewiss eine einschlägige Arbeit vor sich. Groß und kräftig, wie er war, machte er sich daran, die verbogenen Glieder gerade zu rücken, um die lebensbedrohlichen Blutungen innerhalb und außerhalb der Knochen des jungen Mannes zu stillen.

Ich wurde als Handlanger hinzugerufen, ich sollte von den Steinchen, die nach dem Sturz an Marks zerschundenem Körper und in seinem Gesicht steckten, so viele wie möglich entfernen. Dafür bekam ich eine große Plastikschüssel voll Seifenlauge und diverse Bürsten, dieselben, mit denen wir uns vor einer Operation die Hände schrubben. Sie haben harte, eng stehende Borsten aus Kunststoff, und mir war ziemlich mulmig, als Santa mich anhielt, noch fester zu schrubben;

mehrmals musste ich meine Bürste durch eine neue ersetzen, bis der ohnehin schon so arg ramponierte Mann unter meinen Handgreiflichkeiten zu bluten anfing. Santa versicherte mir, dass ich meinem Patienten einen Gefallen tat, weil ich sein Infektionsrisiko senkte und dafür sorgte, dass von dem Schotter keine Narben zurückblieben. Während ich also schrubbte, blutete Mark, und mir war, als tauschten wir hier gerade eine Verletzung gegen eine andere ein. Dass die verdrehten Gliedmaßen eingerenkt waren, beruhigte zwar das Auge, aber nun war Marks gesamter Körper von dem Blut überströmt, das ich aus ihm herausgeschrubbt hatte. Nach ein paar Stunden ging ich. Ich hatte vier Bürsten verschlissen, und mein Bereitschaftsdienst war zu Ende.

Als ich Mark am nächsten Tag wiedersah, lag er auf der Intensivstation. Seine Arme und Beine waren eingegipst. An verschiedenen Stellen ragten äußere Fixateure aus dem Gips wie Stabilbaukasten-Gerüste. Zwischen dem Weiß blitzten nur schmale Streifen Haut hervor, und die sahen geschwollen aus, das war mein Werk. Der Kopf des jungen Mannes war rund vor Ödemen und sah aus wie ein Kopf auf einer Kinderzeichnung.

Mir war ein bisschen mulmig. Ich war das erste Mal auf einer Intensivstation und musste mich noch an meinen weißen Kittel gewöhnen, den ich unbeholfen trug wie jemand, der eine Mode mitmacht, die ihm nicht steht. Unglaublich, dass ich jetzt Ärztin war, dachte ich, und dass ich eigentlich nicht wusste, was ich hier tun sollte. Ich hatte ein Klemmbrett bei mir, auf dem Deckblatt eine Liste mit Patientennamen, neben jedem ein breites Kästchen, in das ich eintragen sollte, was an dem betreffenden Tag für den jeweiligen Patienten zu geschehen hatte. Ich hielt die Hand mit dem Stift über dem Kästchen für Mark, wartete auf einen Hinweis oder eine Eingebung und sah dem Mann mit, wie ich hoffte, forschendem Ärzteblick ins Gesicht. Seine dunklen, unter schweren Lidern liegenden Augen waren nur schlitzbreit geöffnet wie bei einer Schildkröte, aber die Kugeln darin drehten sich in meine Richtung. Der halbtote Mann sah mich an und zwinkerte. Mein Herz tat einen leichten Hüpfer, und es kribbelte mir in den Händen. Ich sah zu meinen Kollegen, aber die waren alle mit konstruktiver Entscheidungsfindung beschäftigt. Als ich wieder hinsah, hatte Mark den Blick abgewendet.

In den folgenden sechs Wochen schaute ich jeden Tag und während vieler Nächte nach Mark. Mit ihm unterhielt ich mich mehr als mit irgendwem sonst. Es war meine erste Stelle als Ärztin im Krankenhaus, noch zu einer Zeit, als einem für zwölf Monate ein Zimmer zur Verfügung gestellt wurde, weil man unterstellte, dass es bei den vielen Wochenstunden Dienst nicht lohnte, zwischendurch nach Hause zu gehen. Damals hatte ich kaum Kontakt zu meinen Freunden außerhalb der Medizin. Und Marks Freunde kamen ihn ein, zwei Wochen lang besuchen, bis das Aufregende seines Unfalls hinter der Banalität, ihm bei seiner Genesung zuzuschauen, verblasste.

So wurden wir Freunde. Er war derjenige, der mich aufmunternd ansah, wenn ein Oberarzt mich bei der Visite mit kniffligen Fragen vorführte. Er war derjenige, der mir öfters nachts um drei zuredete, doch mal zehn Minuten Pause zu machen und einen Tee zu trinken. Er war es, der wissen wollte, wie es mir damit ging, Ärztin zu werden. Und der mir versicherte, dass ich gut war.

Ich füllte umgekehrt bei ihm ebenfalls eine Lücke, und die Grenze zwischen ärztlichen und persönlichen Fragen verschwamm von Tag zu Tag mehr. Wie heikel es mit uns geworden war, begriff ich erst, als eine Schwester mich eines Tages fragte, ob ich nicht schnell selbst nach Marks Katheter schauen könne, weil er über Beschwerden am Penis geklagt hatte, und ich zu meiner Beschämung gestand, dass ich das nicht fertigbrachte. Ich kannte ihn einfach zu gut. Zum Glück hatte die Schwester Verständnis und bat einen Kollegen.

Als gesunde junge Frau in den Zwanzigern kam ich nicht umhin zu bemerken, dass Mark mit jedem Tag der Besserung von dem Bruchpiloten mit dem geschwollenen Kopf, den ich zu Beginn gesehen hatte, mehr zu einem Typen wurde, der dem jungen Marlon Brando wie aus dem Gesicht geschnitten war. Nach dem Abklingen der Schwellungen in seinem Gesicht war Mark ein schöner Mann, und wenn ich bei seinem Anblick an das Zwinkern damals auf der Intensivstation zurückdachte, war ich verwirrt. Ungewollt stellten sich zärtliche Gefühle für ihn ein. Ich begann den Moment zu fürchten, wenn unser Tross bei der Visite an seinem Bett haltmachte – und sehnte ihn zugleich herbei. War über Gebühr verlegen, wenn Santa mir in Marks Beisein eine medizinische Frage stellte, die ich nicht beantworten konnte. Einmal schlich ich einen ganzen schrecklichen Nachmittag auf der Station herum, weil ich herausfinden wollte, wer die junge Frau war, die ihn besuchte, und in welcher Beziehung er zu ihr stand.

Die Dinge spitzten sich zu, als ich eines Nachts im Bereitschaftsdienst alle orthopädischen Stationen zu betreuen hatte. Ich hatte in der Nacht viel zu tun gehabt und war lange in der Notaufnahme gewesen, wo ich bei zwei Unfallpatienten geholfen hatte. Der zweite, nach einem Verkehrsunfall eingeliefert, war trotz unserer Mühen kurz nach der Ankunft im Krankenhaus gestorben. Es war gegen fünf Uhr früh, und mein Pieper gab Gott sei Dank vorläufig Ruhe. Normalerweise wäre ich jetzt in mein Zimmer gegangen, hätte die Kakerlaken verscheucht und mich für ein Stündchen aufs Ohr gelegt. Nach dieser Nacht aber war ich sehr aufgewühlt und beschloss, auf Marks Station zu gehen und zu schauen, ob er wach war.

Als ich kam, saß er im Bett und blätterte mit dem freien, nicht mehr in Gips steckenden Arm in einer Motorradzeitschrift. Dabei ließ das schmutzige Fenster neben seinem Bett nur so wenig Licht herein, dass ich mich fragte, wie er die Abbildungen erkennen, geschweige denn lesen konnte. «Du siehst kaputt aus», sagte er und redete mich mit meinem Spitznamen an, den er nun seit zwei Wochen verwendete, wenn wir allein waren.

Ich setzte mich und schilderte ihm in groben Zügen, was ich in den letzten Stunden getan hatte: versucht, einen Mann wiederzubeleben; gespürt, wie ihm unter meiner Herzrhythmusmassage die Rippen brachen; gewusst, dass das eigentlich nichts machte, weil der Mann tot war; gesehen, wie sich seine Haut unter den von den Sanitätern aufgerissenen Kleidern grau verfärbte.

Mark war so hübsch und sah mich mit so viel Zärtlichkeit an. Er versuchte nicht, die Gefühle, die sein Gesicht in dem Halbdunkel ausdrückte, in irgendeiner Weise abzumildern. Ich sah ihm in die Augen, und das, was normalerweise als Puffer zwischen den Blicken von Menschen liegt, fiel ab; mir strömte es warm durch die Brust, sodass ich mein Herz in mir spürte.

Marks Arm, der erst auf dem Kissen und dann auf der Zeitschrift gelegen hatte, sah kräftig aus. Eine richtige Arbeiterhand, ganz anders als die Santas. Schöne Finger, richtige Adern. Immer noch mit Muskeln, trotz der langen Bettruhe. Er hob seine Hand von der Zeitschrift, lüpfte mit einer Bewegung, für die er seine Lage kaum zu verändern brauchte, seine Bettdecke und hob sie ein Stück weit über die Matratze. Er erwiderte meinen Blick, und seine Augen und seine Geste luden mich in sein Bett ein.

Die Geste war nach allem, was vorher gewesen war, so stimmig, sie war nach dem Dienst dieser Nacht so willkommen, dass ich tatsächlich die Oberschenkelmuskeln spürte, die sich anspannten, um meine Beine vom Stuhl und in das schmale Bett zu Mark zu heben, damit ich mich neben ihm ausstreckte. Für einen Moment strebte mein Körper ihm zu, und alles schien sich zu dehnen. Als mein Bauchgefühl mich dann innehalten ließ und ich auf den Stuhl zurücksank, lag Enttäuschung zwischen uns.

Beide wandten wir uns ab. Einer von uns seufzte, und als wir uns wieder ansahen, war es mit leiser Traurigkeit im Lächeln. Ich griff nach der Hand, die mir diese wunderbare Möglichkeit eröffnet hatte, drückte sie, wie ich meinte, dass es für eine Ärztin angemessen war, und hoffte, mit meiner Berührung alle höchst unärztlichen Gefühle zu vermitteln. Dann stand ich auf und ging in mein Zimmer. Dort weinte ich. Dann schlief ich ein bisschen, bevor ich zur nächsten Schicht auf Station am Morgen wieder aufstand.

Danach waren wir beide anders. Mark ging es besser, und ich sah seltener als zuvor nach ihm. Er beanspruchte mich seinerseits auch weniger. Er blickte seltener zu mir, wenn ich durch die Station ging, zog mich weniger ins Gespräch, wenn ich wegen irgendetwas zu ihm musste.

Am Vormittag seiner Entlassung aus dem Krankenhaus half ich in der Sprechstunde, und als ich zur Mittagszeit hinaufging, um die Ergebnisse von Bluttests in Krankenakten einzutragen, war er fort. Ich fühlte den Zorn der Verlassenen, dann riss ich mich gewaltig zusammen. Am nächsten Tag kam auf der Station eine raschelnde Tüte aus perlmutternem Glanzpapier mit meinem Namen darauf an. Darin ein Nest aus rosa Seidenpapierschnipseln, in dem Luxus-Badeartikel lagen, wie man sie einer alten Dame schenken würde, nur netter. So als sage er: Das ist ein schickliches Präsent, aber, unter uns, wenn ich im Bad bin, denke ich an dich. Eine ungeöffnete Seife aus diesem Set habe ich immer noch.

Durch so was muss man im Krankenhaus durch. Es dauert nicht lange, und man gewöhnt sich daran, die Genitalien von Patienten zu berühren. Innerlich umstellen muss man sich dann nur noch zu Hause, wo man sich immer wieder aktiv daran erinnern muss, dass es im Privatleben nicht nur darum geht, dass etwas praktisch ist. Im Laufe der Zeit gerät man auch seltener ins Visier von Vorgesetzten, die romantische Zerstreuung suchen. Und mit sinkender Zahl von Arbeitsstunden hat man nicht mehr dieselben engen Beziehungen zu Patienten. Trotzdem ist es nützlich, wenn man ein solches Erwachsenwerden im Krankenhausalltag durchmacht. Man wird geerdet und begreift, was für ein Narr man ist, wenn man sich über die zu erheben versucht, die man behandelt.

TOD

Kinderheilkunde war das Fach, das mir während des Medizinstudiums am wenigsten Spaß gemacht hat, und es war für mich im wahrsten Sinne des Wortes eine schwere Geburt, genug Einträge auf dem Kreißsaal-Schein in meinem Studienbuch zu bekommen. Dazu musste jeder Student zehn Kinder zur Welt bringen, und damit wir alle dieses Soll erfüllen konnten, wurden wir in verschiedene Krankenhäuser außerhalb Londons verschickt. So fand ich mich eines Winters im Sea-Bathing Hospital in Margate wieder, einem Krankenhaus aus viktorianischer Zeit, bekam ein Zimmer, radelte jeden Tag zur Kinderstation und bezog widerwillig Posten neben den Betten der gebärenden Frauen.

Es dauerte einen Monat, bis ich meine Pflichtzahl an Geburten erbracht hatte, und genossen habe ich die Zeit nicht gerade. Es widerstrebte mir, von den Hebammen abhängig zu sein, die es offensichtlich darauf anlegten, jedem, der Arzt war oder werden wollte, das Leben schwerzumachen. Es ärgerte mich, wie lange es dauern konnte, bis Wehen in ihre wirklich produktive Phase eintraten. Die starken Emotionen bei einer Geburt waren mir peinlich, und von der körperlichen Rohheit des Vorgangs war mir fast ein wenig übel. Ich war wohl auch von mir selbst enttäuscht, weil ich im Gegensatz zu allen anderen Medizinstudenten nicht tief erschüttert und den Tränen nahe war, wenn ein Kind auf die Welt kam. Genau genommen wollte ich nur eine Unterschrift in meinem Studienbuch und wieder so weit von dem Krankenhaus weg wie möglich.

Eines aber leistete dieser Monat doch: Er führte mir die Bedeutsamkeit des Lebensbeginns nachdrücklich vor Augen. Der Lehrplan des Medizinstudiums enthielt jedoch nichts, was Entsprechendes für den Tod vermittelt hätte. In Biochemie und Physiologie erfuhren wir von der Apoptose – dem programmierten Zelltod – und dem in kleinsten Schritten ablaufenden Prozess der Selbsterneuerung des Körpers; in Pathologie beobachteten wir die Morphologie solcher Abläufe unter dem Mikroskop. Im Grunde aber wurde der Tod präsentiert als der Moment endgültigen Versagens, als Konsequenz von Erkrankung, die über medizinisches und chirurgisches Bemühen obsiegt. Wir saßen nicht zum Ausgleich für die zehn Geburten auch an zehn Sterbelagern; wir erfuhren über die schließliche Verwesung nicht so viel wie über das wunderbare Wachstum.

Was ich über den menschlichen Aspekt des Sterbens nach und nach herausfand, lernte ich deshalb zufällig und im Stillen. Erste Erfahrungen sammelte ich im Sektionssaal, an dem Ort, an dem ich in den ersten beiden Jahren meiner Ausbildung montags und donnerstags den Nachmittag verbringen und die Leiche Nummer sechzehn sezieren sollte.

Gemischte Gefühle bestimmten meinen ersten Tag dort. Der Geruch von Formalin und Verfall war so unangenehm, wie ich es vom Hörensagen bereits wusste, aber die Aussicht auf das, was ich erfahren würde, war verlockend. Mit ungefähr einhundert anderen Medizinstudenten drängte ich mich vor der Tür, und mir fiel auf, wie verlegen wir im Beisein anderer geworden waren, fast kokett, wie ein Trupp junger Leute, die Einlass in einen humorlos selektiven Nachtclub begehrten.

In gewisser Weise erwartete ich sogar, so eine peinliche, schwermütig machende Umgebung vorzufinden, etwas Düsteres, ein Ambiente, das zu dem Sensenmann passte, der bis dahin durch meine Vorstellung geisterte. Stattdessen öffnete sich die Tür zu einer Szene von großer Schönheit. Es war ein Raum im viktorianischen Stil, üppig mit Holz vertäfelt, die hohen Fenster zu einem blauen Himmel geöffnet. Es sah aus, als stünden hier neun Stockbetten aus Chrom, in genau gleichen Abständen in drei Reihen angeordnet, wie ein Tic-tac-toe-Spiel für Riesen.

Unser Anatomiedozent war nicht ganz makellos im Erscheinungsbild: Bärtig, der weiße Kittel eine Reliefkarte aus Eingeweiden, sah er aus wie Sweeney Todd, der teuflische Barbier aus der Fleet Street. Er erklärte uns die Abläufe, die Sitten und Gebräuche in diesem besonderen Raum. Auf den Doppelstockbahren lagen jeweils zwei Leichen. Mit einem einfachen Hebelmechanismus konnte man zwischen den Ebenen wechseln und mal die eine, mal die andere nach oben befördern. So konnten die Tische an den jeweiligen Tagen von zwei Kursen zur Arbeit genutzt werden. In Neunergruppen eingeteilt, wurde uns jeweils eine Leiche zugewiesen, die wir in genau festgelegten kleinen Schritten im Verlauf der nächsten zwei Jahre sezieren würden. Am Fußende der Tische war ein Eimer angebracht, in den wir alle während der Sektion entfernten Stückchen Fleisch – wie klein auch immer – hineinwerfen sollten. Nach Abschluss des Kurses wurden die Eimer in neun mit der entsprechenden Leichennummer bezeichnete Metallkästen geleert, sodass nach den zwei Jahren alle Toten anständig und jeder für sich bestattet oder verbrannt werden konnten.

Die zweite Person, die diesem merkwürdigen sozialen Raum Farbe verlieh, war der Techniker Bernard. Von aschgrauer Fahlheit, war er für den Anatomiesaal verantwortlich und während aller Sektionsstunden anwesend. Manchmal kam er gegen Ende des Nachmittags mit einem Eimer stinkendem Formaldehyd und einer großen Malerbürste, mit der er alle Leichen bestrich, bevor wir sie am Schluss der Stunde in Plastikfolie wickelten. Andere Male saß er in seiner Ecke des Raums und bereitete Lehrpräparate für künftige Medizinstudenten vor: Dabei handelte es sich um einzelne Körperteile – Gliedmaßen, Köpfe, Brustkörbe, Becken –, die, fachgerecht schichtweise seziert, sodass die wichtigen Gewebestrukturen freigelegt werden, als praktisches Anschauungsmaterial dienen. Bei dieser Arbeit rauchte Bernard stets und hatte oft eine Dose Bier neben sich oder sogar in dem Leichenteil stehen, mit dem er an diesem Tag beschäftigt war.

Bei dem einzigen Mal, dass ich mit Bernard sprach, erzählte er mir mit Tränen in den Augen vom Sektionsraum eines hiesigen Veterinärcolleges, den er kurz zuvor besucht hatte. Er sei froh, sagte er, nicht bei den toten Tieren zu arbeiten, der Anblick der vielen Pferdeleichen habe ihn schrecklich traurig gemacht. Es war eine prägnante Äußerung für einen Mann, der ähnliche Gefühle in Bezug auf seine Mitmenschen nicht zu hegen schien.

Morbide Einzelheiten sind mir aus dieser Zeit nur überraschend wenige im Gedächtnis geblieben, darunter der Anblick von konserviertem Fleisch. Wenn ein Schokoriegel in seiner Verpackung schmilzt und später wieder hart wird und man das Papier ablöst, finden sich auf der Oberfläche oft Rillen, die die frühere weichere Form abbilden. Genauso ist es bei einem einbalsamierten Menschen. Die ganze Elastizität ist verschwunden, genau wie die normale Hautfarbe. Unsere Leichen waren komplett graubraun, bis auf die Hände, die von dem im Gewebe eingelagerten Bilirubin braun gefleckt waren.

Es gab aber auch schauerliche Momente. Eines Nachmittags im Herbst, es war schon dunkel, sollten wir den unteren Darmabschnitt, Rektum und Anus, sezieren. Die Sektion der oberen Körperhälfte hatten wir im ersten Jahr abgeschlossen, über den Sommer alles oberhalb des Diaphragmas, des Zwerchfells, Befindliche entfernt und arbeiteten nun an den unteren Körperhälften, damit es sauber und systematisch zuging. Um eine gute Übersicht über alle Bereiche des Verdauungstrakts zu bekommen, wurde aus jeder Gruppe ein Student gebeten, die untere Hälfte des Leichnams sagittal durchzusägen, den Rumpf also längs zu teilen, sodass die Beine voneinander getrennt wurden. Bernard reichte mir die gut einen halben Meter lange Zimmermannssäge und hieß mich mit dem Sägen zu beginnen, während zwei Kommilitonen den Leichnam von unten anhoben, sodass die Füße in die Luft ragten. Als Erstes spürte ich, wie die grobe verrostete Säge auf den Hodensack der Leiche traf. Sobald sie durch die Haut durch war, bekam ich besseren Halt, und es fühlte sich eher an, als sägte ich Holz, fast wie im Werkunterricht in der Schule. Nachdem ich die Beine geteilt hatte, trug ich eines zum Waschbecken – es war ziemlich schwer – und spülte die Reste von vertrockneten alten Fäzes heraus.

Das Merkwürdigste an diesem Vorgang war, dass er ablief, als sei dies eine vollkommen belanglose Sache, niemand im Raum kreischte auf oder machte auch nur irgendeine Bemerkung. Ich sann über den Zusammenhang nach, in dem sich das Ganze abspielte, darüber, dass mein eher zufälliger Status als Studentin der Medizin ein Tun sanktionierte, das an jedem anderen Ort als verrückt oder grauenhaft gegolten hätte. Nach Taten, mit denen ich unter anderen Umständen in der Anstalt für Geisteskranke gelandet wäre, konnte ich einfach heimgehen und fernsehen.

Am deutlichsten aber erinnere ich mich, wie schnell der Sektionssaal einem beliebigen anderen lärmenden Klassenzimmer glich; der Tod war hier so heimisch, als gehöre er zum

Mobiliar. Wir Studenten versammelten uns zweimal die Woche um unsere Seziertische wie zum gemeinsamen Abendessen. Was wir auf dem Tisch vor uns liegen hatten, war beinahe Nebensache, wurde in den Schatten gestellt von den Dingen, die uns Studenten viel stärker beschäftigten: der Liebe, der Begierde und der nächsten Party.

Dass der Tod in dieser Umgebung seinen, wie ich es empfand, angestammten Platz hatte, bestätigte nach Ablauf der zwei Jahre ein würdiger, in einer Kathedrale abgehaltener Gottesdienst, bei dem die Angehörigen derer, die uns ihre Leichen gespendet hatten, eingeladen wurden, sich mit uns, ihren Schlächtern, eine Kirchenbank zu teilen. Wir hatten nie etwas über die Identität der Toten erfahren, deren Leichen uns über die vielen Monate hinweg so vertraut geworden waren, nun aber wurde eine Liste aller Namen verlesen. Ich weiß noch, wie ich in meiner Bank saß und jeden männlichen Namen, der verkündet wurde, mit den Erinnerungen an die Körper in Verbindung brachte und mich fragte, ob er dazu passte, als könne ich auf die Weise das Wesen des Menschen erfassen, den ich zwar nie kennengelernt hatte, dessen Körper ich aber intimer kannte als den von irgendwem sonst in meinem Leben.

Für mich war das Sezieren in erster Linie ein gutes Training der für einen Arzt entscheidenden Fähigkeit, den Abstand zwischen sich selbst und dem Patienten zu erkennen. Kurz nach Abschluss des Sektionskurses erlebte ich gleich eine ganze Reihe vielfältiger Konfrontationen mit dem Tod, die mich aber nicht aus der Bahn warfen. Dazu gehörten die verschiedensten am Krankenbett ausgestellten Totenscheine, Autopsien und Gänge ins Leichenschauhaus, aber auch die schlechten Nachrichten, die ich betagten Patienten in einem Krankenhaus am Meer zu überbringen hatte, das wegen seines hohen Rentneranteils von den Einheimischen nur «Gottes Wartesaal» genannt wurde. Ich erlebte, dass Patienten auf dem OP-Tisch starben, auf Krankenhaustoiletten oder in Fluren. Und es gab die in die Notaufnahme Eingelieferten, die bereits bei ihrer Ankunft tot waren. Erst bei der Begegnung mit einem besonders jungen Patienten aber begann ich zu verstehen, was das wirklich Furchterregende am Tod ist: nämlich, dass er als übler Schurke auftreten kann, als unerwünschter Gast, als Banquo.

Während eines nächtlichen Bereitschaftsdiensts in der Kinder- und Jugendchirurgie wurde ich in die Notaufnahme zu Troy gerufen, einem zwanzigjährigen Mann, der bereits seit Stunden mit Beschwerden im Unterbauch wartete. Troy arbeitete als Hiphop-DJ in Bradford, war die Woche aber zu Besuch bei seiner Familie in London. Er war sehr schön: jung, schwarz, fit, etwas mürrisch. Genau die Art Patient, bei der ich mich ein wenig gehemmt fühlte, während ich seine Anamnese erhob und ihn untersuchte. Mich sah er jedoch gleichgültig an. Seine Antworten auf meine Fragen waren intelligent und knapp. Seit einer Woche spürte er nun schon einen dumpfen Dauerschmerz unter dem Bauchnabel und mochte nichts essen. Neuerdings konnte er kaum noch den Darm entleeren, obwohl er ständig den Drang dazu hatte – ein unangenehmer Zustand, der in der Fachterminologie als «Tenesmus» bezeichnet wird. Ansonsten war Troys Allgemeinzustand gut, und es gab keine anderen relevanten Vorfälle in seiner Krankengeschichte. Die Untersuchung des Unterbauchs ergab eine leichte Überfüllung im linken unteren Quadranten des Abdomens, die ich für die Folge einer simplen Verstopfung hielt; die Tastuntersuchung des Rektums ergab ebenfalls keine Auffälligkeiten. Die erhobenen Befunde und die Bluttests waren alle normal. Ich beruhigte ihn, sagte, er solle mehr Flüssigkeit zu sich nehmen, und schickte ihn nach Hause.

In meinem nächsten Bereitschaftsdienst drei Tage später sah ich Troy wieder. Sein Unwohlsein zeigte sich nun auch äußerlich deutlicher als zuvor, ansonsten aber hatte sich bei ihm nichts geändert. Eine nochmalige Untersuchung erbrachte nichts Neues. Mein diagnostisches Unvermögen verunsicherte mich: Dieser junge Mann war kein Simulant, tatsächlich schien er sich fast zu schämen, dass sein prachtvoller junger Körper ihn auf unerklärliche Weise im Stich ließ. Ich rief meinen Stationsarzt an und teilte ihm meine Bedenken mit. Er kam, sah sich den Patienten an und war, obwohl er selbst auch nichts Besonderes fand, wie ich der Meinung, dass hier irgendetwas nicht stimmte – allein schon dass dieser Herkules im Krankenhaus war, gab Anlass zur Sorge. Wir gingen zu einem Radiologen, um mit ihm über unseren Patienten zu sprechen und die Hilfe des großen leblosen Wahrsagers zu erbitten, des Computertomographen.

Später standen wir im Röntgenbetrachtungsraum mit den bedrückenden blauen Leuchtkästen und hörten uns an, worauf der Radiologe Troys Beschwerden zurückführte: um Troys Sigma, den S-förmig verlaufenden Teil des Dickdarms, hatte sich ein großer Tumor gewunden, der es zusammendrückte und die Passage von Fäzes ins Rektum beinahe vollständig verhinderte. Troy hatte einen signifikant fortgeschrittenen Darmtumor, wie er für einen Mann seines Alters selten war. Wir mussten sofort operieren und eine Umgehung schaffen, bevor es zu einem kompletten Darmverschluss kam.

Zusammen mit meinem Kollegen überbrachte ich Troy die Neuigkeiten. Er lag in seinem Krankenbett und war allein, obwohl er laut Stationsschwester den ganzen Tag über viel Besuch bekommen hatte. Dass dieses merkwürdige Zusammenspiel von einsam sein und beliebt sein zu Troy gehörte, wurde mir zunehmend klar. Schon bald ließ er nur noch seine Mutter an sein Bett, der Strom frischer Postkarten und anderer munterer Postsendungen riss aber trotzdem nicht ab. Auf dem Flur vor seiner Station herrschte ein fröhliches Hin und Her bis zu dem Tag, an dem er sie verließ. Wunderschöne Mädchen drückten sich dort mit verdrossener Miene herum und erkundigten sich nach ihm, wenn ich hinausging.

Wir Ärzte kamen, einer wie der andere, nicht recht an Troy heran, wenn wir mit ihm sprachen; verständlicherweise sah er wohl nicht ein, warum er uns leichtmachen sollte, was für ihn so schwer war. Während mein Chef Troy erklärte, dass er ein Karzinom hatte, machte Troy zwar ein bestürztes Gesicht, wirkte aber nicht überrascht. Ein kurzes Schweigen folgte auf die medizinische Exegese, dann brachte Troy aus den Tiefen seines Zwerchfells ein Geräusch hervor, das ich zuerst für ein sich anbahnendes Schluchzen hielt, bald aber als ungefähre Nachahmung eines Drumbeats identifizierte, eine Basslinie, wie das laute Gewummer aus einem frisierten Auto, das die King's Road entlangkriecht und den Beifall des Gehwegs erheischt. Troys lange Zehen bewegten sich im Rhythmus mit, seine Augen jedoch blieben auf meinen erfahrenen Kollegen geheftet und folgten seiner Erläuterung des nächsten Schritts: einer großen Bauchoperation am nächsten Tag, bei der man versuchen wollte, den Tumor zu entfernen.

Wir brachten Troy in den OP und machten ihn auf. Ich schämte mich für meine Begeisterung beim Anblick einer so perfekt einsehbaren Anatomie; sonst sehe ich immer nur die Suppe von Eingeweiden nicht sonderlich fitter Menschen mittleren Alters. An der Stelle von Troys Tumor angelangt, wurde klar, dass die Lage aussichtslos war: Das Karzinom hatte sich um alle großen Abdominalgefäße und um den

Darm gewunden und ließ sich daher nicht entfernen. Seine Leber war steif vor Metastasen. Das Einzige, was wir tun konnten, war, so viel wie möglich herauszuschneiden, ein entmutigender Vorgang, den man Tumordebulking nennt, und eine künstliche Öffnung in Troys Bauchwand zu schaffen, damit die Fäzes, die nicht auf normalem Wege durch ihn hindurchgingen, einen Ausgang hatten – mehr war nicht drin.

Es dauerte eine Woche, bis er starb. Zufällig war ich gerade in jener Woche nachts zum Bereitschaftsdienst eingeteilt. Ich hatte ein schlechtes Gewissen – warum, ist mir eigentlich nicht klar – und besuchte Troy jeden Morgen als Letztes, bevor ich nach Hause ging. Hinterher radelte ich schnell das Enbankment entlang, freute mich meines Lebens und meines Glücks, bevor ich mich zu Rührei und Pimm's mit Orangensaft niederließ und anschließend bis zum Beginn meiner nächsten Schicht schlief.

Die Besuche waren gespenstisch und faszinierend zugleich. Nach der Operation war Troy in ein Isolierzimmer am Ende der chirurgischen Station verlegt worden, ein Privileg, das den Wahnsinnigen, den lebensbedrohlich Infizierten und den Sterbenden vorbehalten war. Wegen der vielen Verdauungsprobleme, der heilenden Därme und der Stomabeutel herrschte dort ein permanenter Gestank, aber wenn ich durch den Flur zu Troys Zimmer wanderte, betrübte es mich immer, wenn ich diese schlichten, unverkennbaren Gerüche hinter mir hatte. Sie wurden nämlich abgelöst vom Geruch des Todes: beißend, erfüllt von den Hormonen der Angst und eines Verfalls, in dem sich noch Leben regt. Es war Winter, und in Troys Zimmer war es fast immer dunkel. Troy schlief nie, obwohl es noch sehr früh am Morgen war. Mit Furcht im Herzen trat ich ein, er saß in seinem Bett und sah jedes Mal leidender und wilder aus als tags zuvor. Ich musste an die Zeile in Keats'

Ode an die Nachtigall denken über die Jugend, die «bleich und geisterhaft verdirbt». Ich entsinne mich auch noch der immer größer werdenden Galerie von Postkarten an den Wänden seines Krankenzimmers, ein liebevoller, irgendwie aber auch widernatürlicher Reigen von Genesungswünschen, dargebracht von seiner Familie, von Freunden und, nahm ich an, Geliebten, die er auch von seinem Krankenbett, seinem Sterbebett noch fernhielt.

Sechs Tage lang betrat ich morgens Troys Zimmer, fragte ihn überflüssigerweise, wie es ihm ging; ich wusste ja, dass ich keine Antwort bekommen würde. Bot an, ihm Wasser zu reichen oder seine Kissen aufzuschütteln. War verlegen, spendete kalten Trost. Und während all dieser kleinen Darbietungen vernahm ich rings um mich den schweren, stummen Schlag der Totenglocke, der mich bis ins Mark mit Furcht erfüllte. Wie, fragte ich mich, sollte sich der Tod je wieder aus dem Zimmer veflüchtigen, in dem ich im Verlauf von Monaten so viele Patienten besucht hatte? Ich war jedes Mal gottfroh, wenn ich wieder gehen konnte.

Nach meinem siebten Bereitschaftsdienst ging ich, wie ich wusste, Troy zum letzten Mal besuchen. Nach einer Woche Nachtschicht hatte ein Arzt im Praktikum immer eine Woche frei, und mir war klar, dass Troy nicht mehr lange zu leben hatte. Daher war ich, als ich an dem Morgen in sein Zimmer trat, zwar erleichtert über das Ende meiner Nachtschichtstrafe, aber auch bestürzt, weil ich mich von diesem besonderen Patienten verabschiedete.

Wie immer saß Troy aufrecht im Bett, als erwarte er mich. Er war ausgemergelt und sah verängstigt aus, war nicht wiederzuerkennen als der Mensch, den ich bloße zehn Tage zuvor in der Notaufnahme gesehen hatte. Ich setzte mich neben ihn und tischte ihm meine üblichen Platituden auf. Dann verstummte ich, war unsicher, wie oder wann ich gehen sollte. Ich wollte Troy irgendwie zu verstehen geben, dass ich am nächsten Tag nicht da sein würde, weil meine Nachtschicht vorbei war, ohne in meinen Worten etwas von Abschied, von einem vorläufigen Ende anklingen zu lassen, da der Tod bereits so nahe war.

Während ich noch wie vor den Kopf geschlagen dasaß, hob Troy meine Hand von meinem Schoß und drückte sie. Dann legte er sie wieder zurück. Er sagte nichts und wandte sich mir auch nicht zu, um mich anzusehen. Bald darauf verließ ich das Zimmer und schloss mit einem leisen «Tschüs» die Tür hinter mir. Eine Woche später erfuhr ich, dass Troy an dem Morgen gestorben war – zwei, drei Stunden nachdem ich heimgegangen war.

Im sechsten Buch der *Aeneis* von Vergil steigt der Titelheld zu einer Reise in die Unterwelt hinab und begegnet dort von Angesicht zu Angesicht wichtigen Verstorbenen aus seiner Vergangenheit. Bevor er den Weg zur Gründung Roms aufzeigen kann, muss er sich nicht nur mit den Verlusten abfinden, die er erlitten hat, sondern auch mit seinem persönlichen Versagen, vermochte er doch nur wenig zur Rettung dieser Menschen beizutragen.

In den ersten Jahren meiner Ausbildung hatte ich eine Zeitlang das unangenehme Gefühl, dass meine Begegnungen mit dem Tod auf mich die gegenteilige Wirkung ausübten. Dass der Tod immer in kleinen Portionen auf mich zukam, stets erwartet oder unter seltsam passenden Umständen, als wolle er regelrecht betonen, wie weit entfernt ich von ihm war. Als wolle er mir vor Augen führen, dass mein Anderssein und meine Lebendigkeit eine Art Erbe meines Berufsstandes waren.

In gewisser Hinsicht beruht gutes ärztliches Handeln natürlich auf dieser Distanz. Niemand möchte seinen Arzt heulend bei sich am Bett sitzen haben, denn normalerweise hat er eine Aufgabe zu verrichten. Es gibt jedoch Momente, da brauchen unsere Patienten von uns, dass wir nur wir selbst sind, nichts weiter. Und um das geben zu können, müssen wir wissen, dass die Distanz zwischen dem nahenden Tod eines Patienten und unserem eigenen Leben eben nicht vollkommen kontrollierbar ist. An den wenigen letzten Morgen bei Troy war ich vor allem beschämt: darüber, dass mein aufregendes Leben noch weiterging, über meinen lächerlichen reinweißen Kittel, über meine Nutzlosigkeit als Ärztin und als Mitmensch. Und letztlich ist wohl die Erkenntnis meiner eigenen Unbedeutendheit das Beste, was ich an diesem Sterbebett – und vielen, die ihm folgten – anzubieten hatte.

STIMMEN

Allen technischen Errungenschaften zum Trotz ist und bleibt die Stimme des Patienten für den Arzt das nützlichste Hilfsmittel. Mag der Patient auch den Namen der Krankheit, die er hat, nicht kennen; sobald er dem Arzt seine Geschichte erzählt, führt er ihn in der Regel zu ihr hin. Teilweise vermittelt sich die Krankengeschichte auch durch die Körpersprache, die beobachtet und während der ärztlichen Untersuchung erfasst wird. Noch wichtiger aber ist, was der Patient sagt, seine Sprechweise, seine Stimme.

Wenn jemand keine Stimme hat oder sich nicht Gehör verschaffen kann, gestalten sich Diagnose und Therapie sehr schwierig. Manchmal liegt es daran, dass ein Patient aphonisch ist, also nicht sprechen kann. Schlaganfälle, Tumore und Infektionen, sie alle können das Hirnareal schädigen, das Wörter produziert. Bei einem Karzinom kann es sein, dass der Kehlkopf oder die Zunge eines Menschen operativ entfernt werden müssen. Es kann auch psychiatrische Gründe haben, wenn jemand nicht sprechen kann. In wieder anderen Fällen ist die Stimme des Patienten zwar vorhanden, aber unverständlich. Bei Vorliegen solcher Umstände lassen sich oft neue, indirekte Wege der Kommunikation finden.

Eines Vormittags – ich packte gerade meine Sachen zusammen, freute mich, dass mein Dienst so zeitig geschafft war und ich zum Mittagessen gehen konnte – steckte Janet, die Schwester aus der Sprechstunde, den Kopf zur Tür herein und sagte: «Ihr letzter Patient ist gerade gekommen. Der Transport hat sich bei der Abholung verspätet.» «Oh», sagte ich und dachte: «Mist.» Ich konnte bloß hoffen, dass es mit diesem Termin schnell gehen würde.

Ein Blick in die Unterlagen, die im Fach vor meinem Untersuchungszimmer deponiert waren, und mir war klar, dass wenig Hoffnung bestand. Die Mappe war so dick wie ein Telefonbuch. Mein Patient war entweder ein medizinisch schwerer Fall oder Hypochonder. So oder so: Bye-bye, Mittagessen. Ich hob den Papierziegel aus dem Regal und trug ihn in mein Zimmer, um rasch einen Blick auf das Schreiben des überweisenden Allgemeinmediziners zu werfen.

«Sehr geehrter chirurgischer Kollege, ich bitte um Begutachtung dieses netten, sechzig Jahre alten Herrn mit zerebraler Lähmung, begleitet von Choreoathetose. Der Patient leidet seit sechs Wochen an Verstopfung. Es wird um Ausschluss ernster Ursachen für diese Beschwerden gebeten.» Ich fühlte die nur zu bekannte Scham für meinen vorherigen Wunsch, aus dem Krankenhaus rauszukommen, und ging Mr. Dean aus dem Wartezimmer abholen.

Ich rief ihn auf. Zwei Männer, die nebeneinandersaßen, reagierten. Einer, indem er zu mir sah, der andere mit heftigen schraubenden Bewegungen aller seiner Glieder, des Kopfes und Halses und der Gesichtsmuskulatur, mit der Bewegungsstörung also, die der Allgemeinpraktiker in seinem Schreiben angesprochen hatte: Choreoathetose. Abgeleitet von «*chorea*», was «Tanz» bedeutet. Und von «*athetosis*», was «unwillkürlich» heißt.

Der Gesunde, den ich für einen Diener oder einen Pfleger hielt, schob den Kranken in mein Zimmer. Die Tür war schmal, der Rollstuhl breit. Das eigentliche Problem aber bestand darin, dass Mr. Dean Mühe hatte, Arme und Beine bei sich im Rollstuhl zu behalten. Sie wedelten wild umher, schlugen an die Wände des Flurs. Das Bemühen seines Helfers, ihn von A nach B zu bringen, das wir alle teilten, versetzte ihn offenbar in Erregung und verstärkte sein Leiden.

Trotz meiner jahrelangen medizinischen Ausbildung, bei der ich viele Krankheiten kennengelernt hatte, war mir die fehlende Selbstkontrolle des Mannes peinlich. Ich wusste nicht, wo ich hinsehen sollte, machte eine alberne Bemerkung, wie schlecht man doch mit dem Krankenkassenrollstuhl vorankam. Wie Mr. Dean darauf reagierte, weiß ich nicht. Sein Betreuer wirkte gefasst, und an seinem Gesichtsausdruck ließ sich auch jetzt nichts ablesen. Der Unterschied zwischen dem Chaos im Gesicht des einen und der Versteinerung in dem des anderen war enorm. Sie hätten ein gutes Clowns-Duo abgegeben.

Schließlich waren beide so weit. Mr. Deans Zuckungen hatten ein wenig nachgelassen; doch obwohl er sich bemühte, mir den Blick zuzuwenden, blieb sein Hals stark gereckt, und sein Kopf rollte darauf herum wie auf einem kräftigen Zapfen. Wie aus Anteilnahme blickte auch sein Helfer nach unten und wich meinem Blick aus.

Ich stellte mich kurz vor, und da sich Mr. Dean immer noch nicht so weit beruhigt hatte, dass er sprechen konnte, suchte ich inzwischen den Kontakt zu seinem Begleiter. Der jedoch mochte mich nach wie vor nicht ansehen. Ich verstärkte meine Bemühungen. «Ihr Arzt hat mir mitgeteilt, dass Sie in letzter Zeit Schwierigkeiten bei der Darmentleerung haben.» Aus der rasch überflogenen Krankenakte wusste ich, dass Mr. Dean keineswegs geistig beeinträchtigt war, sogar einen Universitätsabschluss hatte. Trotzdem artikulierte ich, obwohl ich das unbedingt vermeiden wollte, meine Worte so übertrieben präzise, wie man es bei Kindern oder Taubstummen tut. Das geschieht vielleicht zwangsläufig, wenn man keine Ahnung hat, wie das eigene Sprechen aufgenommen wird. Man hat das Gefühl, nicht durchzudringen.

Dann jedoch begann Mr. Dean zu sprechen. Eine solche Stimme hatte ich noch nie vernommen. Mein Patient hatte den Kopf noch zurückgeworfen, mühte sich, ihn stillzuhalten. Hektisch schnellte seine Zunge mehrmals aus dem Mund. Ich sah mir diese Zunge an. Sie kam so weit aus dem Mund heraus, dass man einen viel längeren Teil davon sah, als es normal ist. Sie erinnerte mich an meine vorklinische Zeit, als ich die ersten Zungen sah, die auf dem Tisch für die Sektion aufgereiht waren, und begriff, wie lang sie im Grunde sind. Im täglichen Leben sieht man ja nur den vorderen Teil, entweder in der Mundhöhle eines Gegenübers oder – beim Zähneputzen – in der eigenen. Mr. Deans Zunge war sehr muskulös, fast ein bisschen beängstigend.

Die Geräusche, die er hervorbrachte, hatten einen Anfang und ein Ende, und einzig aus diesem Grund wusste ich, dass es sich um Wörter handelte. Sonst aber konnte ich nichts identifizieren. Kein einziges Phonem. Unsicher, wie ich weiter vorgehen sollte, hoffte ich, dass das vielleicht eine Aufwärmphase war, die schließlich in eine mir verständliche Sprache mündete. Es war mir peinlich, nichts von dem tun zu können, was man für gewöhnlich macht, wenn man dem Redestrom von jemand lauscht: nicken, die Augenbrauen hochziehen oder mit verschiedenen anderen Gesten mitteilen: «Ja, sprich weiter. Ich bin interessiert.» Wie konnte ich das hier tun? – Ich verstand ja nichts. Und wie konnte ich es unterlassen, ohne als Grobian, Dummkopf oder Mensch mit Vorurteilen dazustehen?

Ich wollte den Begleiter von Mr. Dean gerade fragen, ob er in die Bresche springen könne, da fiel mir auf, dass dessen Kopf leicht zur Seite geneigt war wie bei einem Vogel. Und dann begann er mit einer Stimme zu sprechen, deren Timbre eigentümlich mit Mr. Deans verwaschenen Geräuschen harmonierte. Die Frequenzen schienen dieselben zu sein, und die Wörter waren alle genauso in die Länge gezogen.

«Jaaaa. Es waaaar schliimm. Aaaber jeeetzt ist es beesser.» Mr. Deans Geräusche und die von seinem Begleiter artikulierten Silben verschmolzen zu einem Geräusch, so als sängen zwei Menschen ein und denselben Ton, als gäben zwei Holzbläser ein A. Die Sprechgeräusche des einen und die unausgesprochenen Worte des anderen klangen belegt. So, wie Rick Astley singt: als hätte er den Mund voller Kuchen. Oder wie ein Echo, wenn es leise von irgendwo fern ertönt.

Ich hörte erleichtert, dass die Symptome des Patienten bereits abgeklungen waren, hatte aber mittlerweile den Wunsch, die sympathische Kommunikation zwischen ihm und seinem Begleiter noch genauer zu beobachten. Mr. Dean setzte neu an, als hätte er meinen Gedanken intuitiv erfasst. Abgesehen von den Pausen zwischen den Geräuschen, die Wortgrenzen markierten, vermochte ich nichts zu entziffern. Wie ein Lehrer, der seiner Schulklasse diktierte, intonierte der Helfer: «Es wuuurde beeesser, aals iich daaas leeetzte Meedikaament aabseetzte.»

Daraufhin hörte ich, wie der Patient «Jaaaa» sagte, woraufhin der Helfer einstimmte und ebenfalls «Jaaaa» sagte. Es nahm sich aus wie Summen und Brummen. Auf diese Weise summten die beiden weiter, ein harmonisches Duo. Und dadurch ließ auch meine Anspannung nach. Normalerweise betrachte ich einen Dolmetscher, der für einen Patienten tätig wird, als eigenständiges Individuum. Umgekehrt betrachten Dolmetscher auch mich als Angehörigen desselben Teams, der mit ihnen aufseiten der Krankenversicherung spielt. Dieser Dolmetscher unterschied sich von allen anderen, die ich bisher kennengelernt hatte, dadurch, dass er sich nach Kräften mühte, nicht als eigenständiger Spieler in Erscheinung zu treten. Er verweigerte einen eigenständigen Dialog außerhalb desjenigen, den ich mit dem Patienten führte, ja sogar jede mimische Kommunikation. Es war, als sei er Mr. Deans Stimme.

Diese Ahnung bestätigte sich am Ende der Gott sei Dank sehr kurzen und unverblümten Unterhaltung. Der Begleiter erhob sich, um Mr. Dean hinauszufahren, und ich sagte: «Schönen Tag noch.» «Danke, gleichfalls», erwiderte der Begleiter in dysarthritischem Ton, während sein Schützling grotesk den Mund verzog. Diese Begegnung ist mir im Gedächtnis geblieben als Beispiel dafür, auf welchem Wege sich ein Mensch, der keine verständliche Stimme hat, trotzdem mitteilen kann.

Manchmal sind Patienten jedoch bei der Vermittlung ihres Anliegens weniger erfolgreich. Mit ihrer Stimme ist alles in Ordnung, aber sie haben vielleicht Schwierigkeiten auszudrücken, was sie meinen. Noch schlimmer ist es, wenn die Stimme eines Patienten wunderbar funktioniert und eine klare Botschaft vermittelt, der Betreffende aber trotzdem kein Gehör findet.

Eines Vormittags trug ich Patientinnen mit Brustkrebs in den OP-Plan ein. Eine Patientenakte lag noch vor mir im Korb. Ich merke öfters, dass mein erster Blick zum Aufkleber auf dem Deckblatt der Patientenakte wandert, auf dem das Geburtsdatum eingetragen ist. Irgendwie bilde ich mir ein, jemand sei zu jung, um krank zu sein, wenn der Betreffende nach mir geboren ist. Diese Frau war gerade mal sechsundzwanzig. Oh, da steht bestimmt bloß eine harmlose kleine Biopsie an, dachte ich sofort, in dem Alter kann es ja noch nichts Großes sein. Daher war ich, als ich im Computer nachprüfte, wofür ich die Patientin eintrug, nicht auf die geplante Operation gefasst: eine bilaterale Mastektomie. Gott!, dachte ich, als ein Bild meiner eigenen nackten Brüste vor meinem geistigen Auge aufblitzte.

Das Karussell meiner Gedanken kam zum Stehen, als meine Hände die richtigen Seiten in der Krankenakte fanden. Der Brief eines Allgemeinchirurgen an den behandelnden Allgemeinmediziner erläuterte, dass bei Jane Manning ein invasives Drüsengangskarzinom der rechten Brust diagnostiziert worden war. Man hatte ihr zu einer weiträumigen lokalen Entfernung mit gleichzeitiger Ausräumung der Lymphknoten in der Achsel geraten, sie aber hatte sich für eine beidseitige Entfernung der Brust entschieden, weil sich so Tumortherapie und Prophylaxe verbinden ließen. Janes Mutter war mit fünfundvierzig an Brustkrebs verstorben, da war Jane fünfzehn, und sie wollte auf keinen Fall ein ähnliches Schicksal erleiden.

Während ich mich dem Raum für die Angehörigen näherte, in dem meine Patientin wartete, stellte ich beim Blick hinunter auf meinen Busen erleichtert fest, dass meine Kleidung locker saß. Ich wollte nicht, dass meine Brüste sich abzeichneten, wie um den ihrigen zu spotten. Als ich hineinging, schämte ich mich jedoch für das Zimmer, in dem sie wartete. Es war gelb gestrichen, die Stühle waren leicht. Ein taktloser Vettriano-Druck an der Wand zeigte eine wohlproportionierte Frau beim Tanz mit ihrem eleganten Liebhaber, ein Butler schützte das Paar vor einem unsichtbaren Sturm. Zur einen Seite der Patientin stand ein niedriges Regal, darin das Merkblatt *Ihre Mastektomie*, obenauf ein paar Plastikblumen. An ihrer anderen Seite saß ein älterer Mann, der ihre Hand hielt, zu sich herübergezogen.

Die Frau sah jünger aus, als sie war, und hielt ihren schmalen Oberkörper gerade wie eine Tänzerin. Sie trug Jeans und ein langärmliges graues T-Shirt unter einem kurzärmligen marineblauen Pullover, der wie Kaschmir aussah. Ob sie ihre Brüste absichtlich in so weiches Material gehüllt hatte?

Die Frau trug kein Make-up und keine Ohrringe. Sie hatte reine Haut und klare Augen, und die Art und Weise, wie sie ihr Haar aus dem Gesicht gebunden hatte, zeigte, dass sie niemanden für sich einzunehmen gedachte. Vielleicht merkst du ja bald, dass sie schön ist, sagte ich mir im Stillen, schön in der Art, wie man es erst auf den zweiten Blick erkennt. Ich stellte mich vor und setzte mich Jane und dem Mann gegenüber, den ich für ihren Partner hielt, obwohl sie sich ihm gar nicht zugewandt hatte. Körperlich schien sie in keiner Weise auf meine Worte zu reagieren. Sie blieb einfach so, wie sie dagesessen hatte, als ich zur Tür hereingekommen war. Es war er, der plötzlich Leben in den vanillegelben Raum brachte.

«Ich bin Philip Manning, Janes Bruder.» Seine Stimme drang in alle Ecken des Zimmers. Dann sagte er: «Ich bin hier, um ihr beizustehen.» Seine Augen funkelten beim Sprechen und wurden sehr groß, wie die Augen des Hundes in *Das Feuerzeug* von Hans Christian Andersen, die so groß wie Teetassen sind. Noch dazu in einem bereits sehr offenen Gesicht. Als ich den Blick wieder auf sie richtete, begann ich langsam ihre Schönheit wahrzunehmen, wie ich es mir bereits gedacht hatte.

«Ich möchte mit Ihnen darüber sprechen, was wir nächste Woche machen werden», sagte ich. «Sie müssten noch in die OP einwilligen, und ich bin hier, um alle Fragen zu beantworten, die Sie dazu vielleicht haben. Ich weiß, Sie haben sich zu dieser Operation entschlossen, aber bevor Sie zustimmen, möchte ich Sie noch einmal daran erinnern, dass wir auch einen wesentlich kleineren Eingriff vornehmen können, wenn Sie das möchten.»

Es wäre falsch, wenn ich sagte, sie bewegte den Mund, als wolle sie sprechen, denn gesehen habe ich es nicht. Vielleicht habe ich nur gespürt, dass sich die Luft um sie ein wenig veränderte. Jedenfalls funkte Philip sofort dazwischen und ergriff wieder das Wort. Um das energisch zu tun, gab er Jane ihre Hand zurück.

«Es mag Ihnen seltsam vorkommen, Doktor», sagte er ein wenig schauspielerhaft. «Unsere Mutter hatte Brustkrebs. Sie hatte schrecklich zu kämpfen, denn ihr wurde zwar der Tumor auf der einen Seite entfernt, aber er kam auf der anderen Seite wieder. Wir haben selbst recherchiert und uns für diese Operation entschieden, weil wir sicher sein wollen, dass Jane das hier überlebt.»

Die Patientin sagte und tat nichts, was der Erklärung ihres Bruders widersprochen hätte. Ich wollte es ihr nicht noch schwerer machen und sie nicht drängen, wenn sie nicht selbst etwas sagen wollte. Ich dachte: Richte deine Worte an sie, mehr kannst du nicht tun, auch wenn ihr Bruder für sie spricht, auch wenn er ihre Stimme ist. Also sah ich sie an und fuhr fort: «Okay. Das klingt, als hätten Sie sich die Sache gründlich überlegt. Dann sage ich Ihnen jetzt, wie die Operation verlaufen wird.»

Ich erläuterte mit einfachen Begriffen und so nüchtern und sachlich, wie ich konnte, dass wir ihr nacheinander beide Brüste abnehmen würden. Von jeder Seite würde eine Probe in die Histologie geschickt. Dann würden wir die Defekte schließen. Ich hatte automatisch den chirurgischen Fachausdruck benutzt, was ich sofort bereute. Als Nächstes erklärte ich ihr, dass sie beim Aufwachen Drainagen in den Wunden haben würde. Danach erkundigte ich mich, ob schon jemand mit ihr über die Möglichkeit eines späteren Wiederaufbaus ihrer Brüste oder ihrer Brustwarzen gesprochen hatte.

Abermals antwortete Philip: «Wir wollen erst einmal die ganze Behandlung hinter uns bringen, bevor wir an solchen Firlefanz denken. Darüber unterhalten wir uns lieber erst später.»

Ich war froh, dass ich ihr die Einwilligungserklärung reichen konnte, denn die hätte er bestimmt auch noch unterschrieben, wenn er gedurft hätte. Jane hatte eine schöne Hand – Schrift und Finger. Ich fügte das Formular ihrer Krankenakte hinzu und wollte schon aufstehen und den Raum verlassen, da machte sie den Mund auf und sagte etwas. Zwar leise, aber ihre Worte waren klar und deutlich. Auf jedes folgte eine kurze Pause, wie in einer Partitur vorgegeben. Die Silben waren wie helle kleine Glöckchen. «Ich habe ein kleines Muttermal zwischen den Brüsten. Genau in der Mitte. Falls es möglich ist, das dort zu lassen, könnten Sie das bitte machen?»

«Unbedingt!», erwiderte ich mit unpassender Munterkeit, so erleichtert war ich, dass sie tatsächlich um etwas gebeten hatte, auch wenn ihr Wunsch nur klein war. Weil sie überhaupt gesprochen hatte. Ich nahm das Formular noch einmal heraus und vermerkte in dem Feld für die geplante Operation neben den eben notierten Worten «bilaterale Mastektomie» in Klammern: «Bitte das benigne Muttermal auf der Haut zwischen linker und rechter Brust nicht herausschneiden.»

An dem Tag, an dem Jane operiert werden sollte, schien die Sonne. Ich war für den Vormittag als Assistenz im OP eingeteilt und hatte den Nachmittag zum Lernen frei. Ich hatte gut geschlafen und gut gefrühstückt und war guter Dinge. Im OP dudelte *On the Wings of Love* aus dem Radio, Schwestern wuselten herum und bereiteten alles vor. Kontrollierten das Besteck. Redeten über ihre Pläne fürs Wochenende. Ich hörte, wie Jane nebenan im Anästhesieraum eintraf, und danach vernahm ich die Stimme meines Chefarztes Mr. Moore, der sich ihr vorstellte.

Ich ging an die Seite mit dem Waschbecken und warf einen eingeschweißten OP-Kittel auf den Tisch. Dann noch zwei, eine für den Chefarzt und eine zweite für den die Operation mit durchführenden Fachkollegen. Ich zog die beiden Hälften meiner Plastiktüte auseinander und ließ das sterile Päckchen herausgleiten, tat dasselbe bei meinen Handschuhen Größe 7, ließ auch sie aus der Zellophanverpackung auf das sterile grüne Rechteck gleiten. Ich verschnürte die Bänder meines Mundschutzes am Hinterkopf und schob mir den Metallstreifen über die Nase, der ihn über dem Mund fixiert; nun war mein Gesicht komplett abgedeckt.

Ich drehte zwei der sechs langarmigen Wasserhähne auf, die in drei Paaren über dem wandbreiten Becken angebracht waren, und stellte sie so ein, dass der Wasserstrahl, den sie zusammen bildeten, die richtige Temperatur hatte. Benetzte mir die Hände und gab Desinfektionsmittel aus dem Spender darauf, dessen Hebel ich mit dem Ellenbogen heruntergedrückt hatte. Aus dem Radio ertönte jetzt *One* von U2. Als der Song voll am Laufen war, war ich mit dem sterilen Waschen fertig und hatte den Anzug aufgefaltet und neben die Handschuhe gelegt. Eine der Schwestern schloss von oben bis unten die Bänder am Rücken. Ich dankte ihr und ging in den Hauptraum des OPs, die Hände vor der Brust gekreuzt, um die Sterilität nicht zu gefährden.

Es tat einen dumpfen Schlag, als die Tür von der fahrbaren Anästhesietrage aufgestoßen wurde, und da war Jane, lag schlafend auf dem Rücken, die Arme seitlich neben sich am

Körper. Sie sah aus, als läge sie bereits im Sarg. Ihre Anmut freilich beseelte sie sogar noch in dieser Ruhestellung. Von der Taille aufwärts nackt, wirkte Jane noch schmaler als zuvor. Unter der Haut, die genauso klar war wie die Haut ihres Gesichts, zeichneten sich die Rippen ab. Ihre Brüste sahen in dieser Rückenlage sehr klein aus und waren auf Janes schmalen Oberkörper zurückgesunken. In meiner Kehle wurde es eng, und ich überlegte, ob mir womöglich gleich die Tränen kamen, dabei hatte ich im OP bisher noch nie weinen wollen.

Richtig mutlos wurde ich jedoch, als ich die unverkennbare Trällerstimme genau der Kollegin vernahm, von der ich gehofft hatte, dass sie an diesem Tag keinen Dienst haben würde. Lucy Treacher, gerade die Chirurgin, die ich von allen am wenigsten mochte! Es heißt oft, mit Chirurginnen gestalte sich die Zusammenarbeit schwieriger als mit Männern. Frauen hätten sich so durchboxen müssen, um bis an die Spitze zu gelangen, dass sie enorm fordernd sind, vor allem gegenüber ihren weiblichen Schützlingen. Ich habe das selbst nie so erlebt. In meinen Augen war diese üble Person ein Fall für sich.

Lucy Treacher kam zusammen mit unserem Chefarzt durch den Anästhesieraum herein und warf mir, seinetwegen, ein knappes Lächeln zu. Sie trug ein makelloses Make-up: breiten schwarzen Eyeliner, bonbonrosa Rouge, ein Lipgloss, hinter dem ihre gebleichten Zähne noch heller strahlten. Lucy war eine schmal gebaute, vollbusige junge Frau, und sie verstand es, diese Vorzüge zu ihrem Vorteil zu betonen. Ihren OP-Anzug trug sie oben eng anliegend, die Hose jedoch saß locker und war am Gesäß gekrempelt, was sie mädchenhaft und üppig zugleich erscheinen ließ.

Während die beiden sich wuschen, begann ich mit der Vorbereitung der Patientin. Ich bekam einen Tupfer ins Ende der glänzenden Zange gesteckt und tauchte ihn in die Schüssel mit dem braunen Betaisodona zum Desinfizieren. Damit bestrich ich Janes Brustkorb bis hinauf zum Hals und hinab bis zum Nabel. Ich ging mit Schwung vor, sah das kleine Muttermal und achtete darauf, es nicht unter einer allzu dicken Schicht der dunklen antiseptischen Farbe verschwinden zu lassen.

Als ich die Tücher auffaltete und Janes Kopf und Unterleib so abdeckte, dass in dem offenen Feld nur noch ihre Brust zu sehen war, stand Lucy schon neben mir und schubste mich mit sorgfältig platziertem Ellenbogen ein Stückchen weiter. Noch immer schwärmte sie dem bezauberten Chef von dem Tontaubenschießen am vergangenen Wochenende vor, bei dem sie so eine gute Figur gemacht hatte. «Ehrlich gesagt war ich in der ganzen Runde eine ziemlich gute Schützin, Mr. M. Aber der Rollhase hat mir doch am besten gefallen. Ich hab mir einfach vorgestellt, die Tonscheiben wären lebende Häschen, und hab auf einmal losgefeuert. Und ihnen die wuscheligen kleinen Köpfe weggeblasen!»

Groß und schlank, erschien Mr. Moore mit einem begeisterten Lächeln nach dem Waschen aus dem Vorraum, die kräftigen Arme zur Seite gestreckt, damit sein Kittel nicht herunterfiel, während er darauf wartete, dass die OP-Schwester ihn ihm zuband. Er sah aus, als wolle er seine knusprige kleine Ärztin dafür küssen, dass sie so brutal war. Kaum verwunderlich, dass er bis jetzt von meiner Anwesenheit noch keine Notiz genommen hatte.

Lucy machte sich daran, noch einmal zu tun, was ich gerade eben erledigt hatte, bat die Schwester um einen neuen Tupfer und tunkte ihn in das Antiseptikum. Sie fuhr damit so grob über den Oberkörper der schlafenden jungen Frau, dass Janes Brüste jedes Mal in ihre ursprüngliche Lage zurückhüpften, wenn Lucy nach einem horizontalen Strich den Druck ihrer Hand verringerte. Er war mir peinlich, dieser durchaus verführerische Anblick vor unser aller sechs Augen. Ich sah auch, dass sich um den Tupfer auf Janes Brust eine kleine Betapfütze sammelte, als Lucy mitten im Satz in der Bewegung innehielt und Mr. Moore anblickte. Und dass die kleine Pfütze stehenblieb, als Lucy plappernd mit dem Säubern fortfuhr, bald darauf aber getrocknet war, sodass der dunkle braune Fleck des Antiseptikums das weniger dunkle Muttermal, von dem Jane mir eine Woche zuvor berichtet hatte, überdeckte.

Mr. Moore machte mit dem sterilen Filzstift ein paar grobe Striche um die Brüste der Patientin, ließ sich das Skalpell reichen und setzte den ersten Schnitt. Die reizende Lucy hatte ihm gefallen. Er wolle die eine Seite machen, sagte er, sie könne die andere übernehmen. Nicht lange, und das Messer hatte einen Kreis um Janes Brust gezogen, den das nun hervortretende Rot noch betonte. Mr. Moore setzte zwei scharfe Haken an und reichte sie mir, damit ich die Haut nach oben zog, sodass er die Brust nach und nach von der Brustwand lösen konnte. Dafür verwendete er eine Diathermieschere, die aussieht wie eine kleine Nagelschere, an deren hinterer Seite aber ein Draht befestigt ist. Wenn die Klingen zusammengehen, wird das Gewebe beim Schneiden gleichzeitig verkocht.

Er war geschickt, und zehn Minuten später hing Janes Brust nur noch mit einem dünnen Stiel an ihrem Oberkörper. Es zeigte sich, dass ich mit den scharfen Haken das herausgeschnittene Gewebe nicht wie verlangt so halten konnte, dass es dem Chefarzt nicht in die Quere kam. Ich hielt die Brust zusammengequetscht in der Hand. Blut floss mir in einem Rinnsal innen übers Handgelenk und auf den Kunstfaseranzug, tropfte herab auf das Abdecktuch. Es sammelte sich in einem grünen Faltental und geronn dort zu granatrotem Gelee.

Als die Brust schließlich abgetrennt wurde, geriet ich leicht ins Taumeln. Es war wie der kurze Moment beim Tauziehen, wenn man nach hinten kippt und begreift, dass man gewonnen hat. Die Schwester reichte mir eine glänzende Nierenschale, und ich legte die Brust hinein, wollte sie dabei ebenmäßig ausbreiten. Aus irgendeinem Grund wollte ich sie so ansehnlich wie möglich ablegen.

Dann sah ich wieder auf das Operationsfeld, und mir wurde mulmig. Mr. Moore setzte die Diathermieschere gerade an die letzten blutenden Gefäße an, und es dauerte nicht lange, bis das Gebiet trocken war. Die operierte Seite mit dem roten, trockenen Kreis sah nun platt aus, wie eine Kinderbrust. Die andere Seite mit der noch unbeschädigten Brust wirkte plötzlich fraulich-gerundet. Und jetzt gierte das Wesen neben mir nach seinem Teil der Operation. Es war das erste Mal überhaupt, dass sie eine Weile geschwiegen hatte. Und ich wusste, nun war es an der Zeit, Janes Muttermal zur Sprache zu bringen.

Da ich bisher noch kein Wort gesprochen hatte, räusperte ich mich. Es klang unhöflich, so als wolle ich endlich die Aufmerksamkeit auf mich ziehen. Meine beiden Kollegen wandten mir überrascht die Augen zu, als ich das Geräusch hervorbrachte, und ich sagte – meine Stimme tönte sehr laut und hallend wie bei jemand, der mit einer Lernkassette Wörter einer ihm neuen Fremdsprache übt –: «Haben Sie den Vermerk auf der Einwilligungserklärung gesehen, dass sie gern ihr Muttermal behalten würde?»

Ich weiß nicht, ob Mr. Moore in dem Moment sowieso zur Seite treten wollte, um Lucy zu verstehen zu geben, dass sie den nächsten Teil nun selbständig erledigen sollte. Es wirkte, als sei sein Abwenden und Hinsetzen eine direkte Reaktion auf das, was ich gesagt hatte. Und Lucy zirpte: «Oh, ja, ich habe Mr. Moore Ihren Vermerk noch gezeigt, bevor wir herüberkamen. Wir fanden es ja wirklich lieb von Ihnen, dass

Sie sich so kümmern, aber es ist schon, nun ja, ziemlich ungewöhnlich, das Einwilligungsformular dafür zu verwenden, um sich über die kleinen Launen einer Patientin auszulassen. Sind Sie sicher, dass Sie in der richtigen Branche sind, Schatz? Sie würden eine wunderbare Hausärztin abgeben.»

Und mit diesen Worten griff sie nach dem Skalpell und richtete es auf den perfekten blauen Kreis, den sie um Janes noch vorhandene Brust gezogen hatte. Die dunkle Linie des Schnitts, den sie geplant hatte, führte mitten durch das Muttermal hindurch wie ein Autobahnzubringer durch eine liebliche Landschaft. Das Latex des Handschuhs spannte sich straff um ihre kleine, feine Faust. Die blaue Linie wurde rot, als das Skalpell in Janes Brust schnitt.

Wieder verstummt, nahm ich mir zwei Tupfer und zog Janes Haut an der Linie auseinander, um Lucy das Vorankommen zu erleichtern. Das Messer war schon fast an der Mitte des Brustbeins angelangt, als mir klar wurde, was zu tun war: Während ich die Ankunft des Skalpells mit meinen links und rechts gehaltenen Tupfern erwartete, interpretierte ich die von Lucy gezogene Linie zu meinem eigenen Vorteil und schob den einen Tupfer so zurecht, dass er mit dem äußersten Zipfel auf dem Muttermal zu liegen kam. Ich hatte es kaum getan, da kam schon die scharfe Schneide des Skalpells herangesaust und schnitt – nur einen Hauch von dem kleinen Mal entfernt, das ich verteidigt hatte. Mir brannten regelrecht die Augen, so erleichtert war ich, und der Rest der Operation zog wie hinter einem Schleier an mir vorüber. Bevor ich es ganz begriffen hatte, befestigte Lucy schon mit subkutanen Nähten zwei Drainagen. Wir waren fertig.

Mit Jane habe ich nicht noch einmal gesprochen. Während der Visiten auf Station unterhielt sich gewöhnlich Lucy mit ihr, dabei ging es um die Mengen von Blut in ihren Drainagen und später immer öfter darum, wann sie das Krankenhaus verlassen konnte. Meine strahlende Kollegin war schließlich die Chirurgin, die Janes Krebs entfernt hatte, und ich hätte sowieso nicht nach dem Muttermal gefragt. Vielleicht war Janes Bitte nur so etwas wie ein Angstreflex gewesen, Ausdruck ihres starken Bedürfnisses, an dem Tag in dem Raum mit ihrem Bruder auch etwas zu sagen. Aber ich war mit mir zufrieden. Ich hatte für meine Patientin das Einzige gerettet, um das zu bitten sie sich hatte durchringen können, das kleine Muttermal, anhand dessen sie sich, sogar noch nach diesem brutalen Eingriff, wiedererkennen würde.

Von allen Behinderungen, die ein Mensch zu ertragen vermag, ist womöglich keine verheerender als der Verlust der Sprachfähigkeit. Die Rate der psychiatrischen Erkrankungen und sogar der Selbstmorde ist bei Aphonie hoch. Und mit Sicherheit ist es schwer, jemanden ärztlich zu behandeln, der keine Stimme hat. Es sind die Worte, mit denen Patienten uns ihre Bedürfnisse vermitteln, uns wissen lassen, ob wir ihnen helfen oder nicht.

Aus diesen Gründen existieren in Krankenhäusern kunstvolle Apparaturen für den Stimmersatz. Es gibt mechanische, mit der Hand gehaltene Geräte für Laryngektomiepatienten oder kleine Blom-Singer-Stimmprothesen aus Latex. Eine ganze klinische Disziplin, die Sprech- und Sprachtherapie, widmet sich diesem Gebiet.

Die Entscheidung über Sieg oder Niederlage bei der klinischen Kommunikation liegt aber vielleicht jenseits solcher Hilfsmittel. Manchmal finden Patienten von selbst die ihnen gemäßen Wege, um sich verständlich zu machen. Und zuweilen verwehren wir Ärzte unseren Patienten die Stimme bereits dadurch, dass wir unbewusst, aber nicht minder brutal, einfach nicht zuhören.

SCHÖNHEIT

Seit den ersten Tagen meines Medizinstudiums finde ich die Chirurgie nicht bloß praktisch, sondern schön. Angefangen bei jener ersten Operation, als ich mit eigenen Augen sah, wie der Bruder meines Dozenten eine lädierte Hüfte gegen eine neue austauschte, verfestigte sich mein Bild von der Chirurgie als ästhetischer Kunst in den Anfangsjahren meiner klinischen Ausbildung immer mehr. Verglichen mit der unendlich schwierigen und vielschichtigen Welt der Medizin herrscht in der Chirurgie diagnostische Klarheit. Es gibt nur relativ wenige Beschreibungen chirurgischer Krankheiten, und überall geht es um eher eindeutige Anomalien: um Tumore, Frakturen, Gerinnsel. Um empirisch wahre, greifbare Fakten.

Die Operationen zur Behandlung dieser Schwächen waren ebenfalls wunderschön, verband sich hier doch das regelmäßig Wiederkehrende mit einer an Zauberei gemahnenden Kunstfertigkeit. In chirurgischen Lehrbüchern wurden komplizierte Operationsverfahren analysiert und Schritt für Schritt dargestellt. Sie zeigten ein Handwerk, das wiederholbar, zuverlässig und stets dramatisch war. Letzteres war entscheidend für mich. Chirurgin zu sein klang so viel eindrucksvoller als Ärztin.

Das Besondere an der Chirurgie aber, für mich persönlich das Schönste, war, wie dem Prinzip Ordnung fast militärisch gefolgt wurde. Chirurgen begannen ihren Arbeitstag eine Stunde früher als ihre medizinischen Kollegen und absolvierten ihre Stationsvisiten schnell und effizient. Die Diagnose war leicht, sodass Zeit blieb, klassische Behandlungen sorgfältig zu planen und auf den jeweiligen Patienten abzustimmen. Die Eingriffe wurden dann mit erstaunlicher Präzision durchgeführt. Heilung war zwar nicht garantiert, aber entschlossene Chirurgie war oft die beste Chance, die sich dem Betreffenden bot, um sie zu erreichen.

Die gegenständliche Entsprechung für mein Verständnis der Chirurgie fand ich in dem mustergültigen Grundriss des OPs. Er ist aufgeteilt in Haupt- und Nebenräume, deren wichtigster der Anästhesieraum ist. Der Patient wird schon hier narkotisiert, damit ihm der Anblick des Raumes, in dem geschnitten wird, erspart bleibt. Der Vorbereitungsraum ist ein weiteres Vorzimmer; dort wählt die OP-Schwester die Instrumentensets aus – es gibt für jede Operation ein bestimmes mit jeweils eigenen Bestecken. Dann ist da der Durchgang, in dem das Team sich wäscht, mit seinem Zinkbecken und den Regalen, auf denen die in Plastik eingeschweißte Kleidung und die Handschuhe in Päckchen aus Wachspapier in allen Größen liegen.

Oft hatte ich entzückt die Choreographie verfolgt, die dieser Raum hervorbrachte: Auf der einen Seite ging die Anästhesietür auf, und ein gebetteter, intubierter Patient wurde hereingebracht, während auf der anderen Seite die OP-Schwester mit ihrem Wagen erschien, wie eine Hostess, die einen Science-Fiction-Tee reichte. Und dann schritt der Chirurg in die Mitte der Bühne, die Arme seitlich von sich gestreckt, der Anzug gebläht wie ein Drachen von einer Windbö.

Wie verliebt, entdeckte ich in meiner neuen chirurgischen Welt überall Schönes. Es sollte nicht lange dauern, bis ich begriff, dass die Chirurgie nicht immer rosig, nicht immer beherrschbar und hübsch ist.

Für den Abend war ich in die Notaufnahme eingeteilt. Ich sollte einen Assistenzarzt bei seiner Schicht begleiten, trug als Studentin aber keine Verantwortung. Für mich ging es darum, so viel wie möglich von dem jungen Arzt zu lernen und ihn zu unterstützen, wie er es für sinnvoll hielt. Und darum, ein Gefühl für die Umgebung zu bekommen, die bald für mich wie ein Zuhause sein würde.

Der Arzt, mit dem ich mitlief, hieß John und war eher unauffällig, klein und etwas rundlich, ich weiß aber noch, dass ich ihn sehr attraktiv fand. Er war schließlich ein richtiger Arzt, und obwohl ich das binnen Monaten auch sein sollte, kam es mir vor, als trenne uns noch eine tiefe Kluft, was Erfahrung und Auftreten anging. Es ist merkwürdig, wie sexy Ärzte sind, wenn man selbst noch keiner ist, und wie unsexy sie werden, wenn man es dann geschafft hat.

John hatte viel zu tun und wusste nicht recht, was er mit mir anfangen sollte. Daher schlug er vor, dass ich die Krankengeschichte eines Mannes, den er gerade gesehen hatte – er war mit Unterleibsschmerzen gekommen –, aufnehmen und den Patienten untersuchen sollte. Er selbst organisierte unterdessen ein intravenöses Urethrogramm für den Patienten, einen routinemäßigen Scan, wie er bei Verdacht auf Nierensteine durchgeführt wird. Ich war enttäuscht, dass ich die Diagnose des Patienten, den ich gleich ansehen sollte, bereits kannte. Welchen Witz hat es, eine Geschichte von Agatha Christie zu lesen, wenn man schon weiß, wer der Mörder ist?, dachte ich auf dem Weg zu Kabine fünf.

Vor dem Vorhang blieb ich kurz stehen, sammelte mich und schlug in meinem *Oxford Handbook*, dem Vademecum aller Medizinstudenten, noch einmal nach, was ich von einem Patienten mit Unterleibsbeschwerden erfragen musste. Ich sah die übliche Liste von Schmerzfaktoren: Beginn, Lokalisation, Schweregrad, Dauer, Intensität, Art, mildernde und verstärkende Umstände. Nicht zu vergessen die Rhythmen der Blasen- und der Darmentleerung. Ich setzte eine möglichst selbstbewusste Miene auf und trat ein.

Das Paar, dem ich mich vorstellte, waren Mr. Cooke und seine Frau. Er saß auf dem Bett, sie auf den Stuhl daneben. Obwohl schon Ende sechzig, war Mr. Cooke rank und schlank. Er saß in einem Fünfundvierzig-Grad-Winkel nach hinten gebeugt, ohne dass sich die kleinste Speckfalte über seinem Hosenbund wölbte. Sein Gesicht hatte nicht die blühende Farbe eines Herzkranken; seine gleichmäßige Atmung ließ auf eine gesunde Lunge schließen. Dass er Beschwerden hatte, merkte man nur an den beiden Furchen auf seiner Stirn. Und daran, dass er die Augen geschlossen hielt, als wolle er seine sinnliche Wahrnehmung reduzieren. Sein Haar war grau und schütter, aber nur vom Wind zerzaust und nicht strähnig. Er trug eine Khakihose, keine eleganten Chinos, sondern einen etwas festeren, praktischeren Stoff wie Leinen.

Die Ärmel seines karierten Hemds hatte er bis über die Ellenbogen aufgekrempelt, sodass ich seine schmalen, aber sehnigen Arme sah, daran große, kräftige Hände. Seine Knöchel glichen großen Murmeln, und seine Adern sahen aus wie Baumwurzeln, als würden sie nicht nachgeben, wenn man in kindlicher Neugier mit dem Finger daraufdrückte. Er war ein schmächtiger, aber auch tapferer Mann, das sah man; schwer zu sagen, was davon einem zuerst auffiel.

Verglichen mit ihm wirkte seine Frau fast drall. Sie hatte einen großen Busen, so ausladend und kompakt, dass man sich nur schwer vorstellen konnte, dass er aus zwei einzelnen Brüsten bestand. Das braune Haar, in dem erstes Grau schimmerte, fiel ihr bis auf die Schultern; ein Teil war mit einem Clip über die rauen Wangen nach hinten genommen. Das hätte leicht mädchenhaft wirken können, bei ihr aber verhinderten das die Augen, die meinen in dem Moment begegneten, als ich hereinkam, und in denen ein Glanz von Klugheit lag.

Ihre Kleidung war schwer zu identifizieren, bestand aus einem Übereinander von Falten und Lagen, war insgesamt aber dunkel und weich, in Grau-, Grün- und Brauntönen gehalten, sodass die Frau gesund aussah und etwas Waldiges ausstrahlte. Sie hatte eine Handtasche neben sich am Boden, die wohl auf Füßchen stand. Der eine Henkel ragte nach oben, der andere war zur Seite gesunken. Auf dem Schoß hatte sie eines der alten, in Mauve und Weiß gehaltenen Penguin-Taschenbücher, ein Exemplar von Virginia Woolfs *Ein eigenes Zimmer*. Mrs. Cooke vermittelte den Eindruck, als habe sie ein solches ihr Leben lang gehabt oder als habe sie nie eines gebraucht.

Da sie mich ansah, wandte ich mich beim Vorstellen mehr ihr zu als ihm. Seine Augen waren geöffnet gewesen, als ich die Kabine betrat, bei dem Wort «Medizinstudentin» hatte er sie aber geschlossen, wenngleich mit freundlichem Lächeln. Ich hätte mich abgelehnt fühlen können, aber falls Mr. Cooke mich abtat, machte Mrs. Cooke das mit der Art, wie sie auf mich reagierte, wieder wett. Sie sah mich an, wie eine Gouvernante ein Kind anblickt, das sich gerade brav die Hände gewaschen hat, und klappte ihr Buch zu. Steckte es in die Tasche, richtete sich, die Hände auf dem Schoß, wieder auf und schenkte mir ihre volle Aufmerksamkeit. Auch sie hatte kräftige Hände. Die Haut war aufgesprungen wie bei Gärtnern. Wie unfair diese kleine Diskrepanz doch ist, dachte ich: Bei einem Mann sind kräftige Hände anziehend, bei Frauen gelten Hände als schön, die nichts gearbeitet haben.

Mrs. Cooke hatte Geduld mit meinen Fragen, aber wir wussten beide, dass es bereits eine Diagnose gab, und so verlief das Gespräch schleppend. Ich fürchtete mich davor, diesen würdevollen Mann vor seiner eulenartigen Frau untersuchen zu müssen. Der Gedanke, den Unterleib zu berühren, der unter dem weichen Hemd lag, ja, erst recht, ihm womöglich Schmerz zu bereiten, behagte mir nicht. Einen Unterleib, der in meiner Vorstellung immer weißer wurde und keinen etwas anging.

Deshalb war ich dankbar, als das Gespräch sich von den akuten medizinischen Belangen abwandte und wir auf einmal über Dichtung diskutierten. Wie genau es dazu kam, kann ich nicht sagen. Es stellte sich aber heraus, dass Mr. Cooke ein pensionierter Professor für englische Literatur war, und als wir das Thema seines launenhaften Leibs hinter uns hatten und uns seinem Hauptinteresse zuwandten, wurde er recht lebhaft. Seine Frau erklärte mir, dass sie schon ihre ganze Ehe hindurch debattierten, ob nun die klassizistische oder die romantische die größere Dichtung sei. Das war wohl ein sicherer Hafen, denn sie gerieten darüber nun in eine kleine Kabbelei, wobei er ab und zu die Augen aufmachte und Keats oder Shelley und vor allem Wordsworth hoch über ihren Lieblingen ansiedelte, deren Oberhaupt offenbar Alexander Pope war.

Mrs. Cookes Miene war weicher geworden, und sie sagte: «Ach du meine Güte, Charles, diese dauernde Zurschaustellung von Gefühlen – grässlich! Dieser Narzissmus. Wie kannst du nur ...»

Und er lachte leise, die Augen immer noch geschlossen, suchte nach der Hand seiner Frau und fand sie schnell. Er erwischte sie mitten in der Luft und bewegte sie spielerisch auf und nieder, während er an mich gerichtet sagte: «Meine Frau liebt diesen Pope mit seiner Strenge und Ordnung. Sie findet das Chaos der wahren Dichter nämlich ein bisschen beängstigend.»

Mir fielen ihre Hände auf, die nach dieser Bemerkung noch eine kurze Weile so verschränkt blieben: ihre schuppige rote Haut, seine knochigen Finger, der Unterschied zwischen beiden. Dann mussten sie loslassen, weil es zu beschwerlich für ihn wurde, den Arm ohne Stütze so lange vom Bett zu heben.

Ich überlegte, wie ich mich an dem Gespräch beteiligen konnte, da fiel Mr. Cookes Gesicht auf einmal in sich zusammen, und ihm entrang sich ein Schmerzenslaut. Plötzlich stand Schweiß auf seinem Gesicht, er sah nicht gut aus. Ich sprang auf, stieß mich leicht an meinem Stuhl und rannte los, John oder eine Schwester suchen.

Innerhalb von zwei Minuten war Mr. Cooke mit dem Rollstuhl in den Schockraum gebracht worden, seine Frau so dicht neben ihm, wie es angesichts der vielen Ärzte und Schwestern möglich war, die sich auf einmal um ihn herum scharten und ihn hierhergebracht hatten. Im Nu war der Raum proppenvoll. Mr. Cooke wurde an alle möglichen Geräte angeschlossen, und verschiedene Stimmen vermeldeten, wie niedrig doch sein Blutdruck sei, wie schnell sein Puls rase. Selbst ich in meiner studentischen Ahnungslosigkeit konnte anhand seines fahlen Aussehens sagen, dass er einen hämodynamischen Schock hatte. Ein erfahrener Notfallmediziner hatte erkannt, dass die Diagnose Ureterkolik falsch war, und führte an Ort und Stelle eine schnelle Ultraschalluntersuchung durch, bei der sich zeigte, dass Mr. Cooke ein blutendes Bauchaortenaneurysma hatte. Wenn er nicht sofort in den OP kam und dieses wichtigste Blutgefäß im Körper repariert wurde, würde er die nächste Stunde nicht überleben.

In diesem Moment registrierte ich mehrere Dinge gleichzeitig: Eine Schwester rief im OP an und gab Bescheid; John stand im Hintergrund und sah aus, als sei er den Tränen nahe; zu mir sagte der diensthabende Notarzt, im OP würden zusätzliche Kräfte benötigt, von seinen jungen Kollegen sei aber keiner verfügbar, ich solle gehen und helfen; mit einem Krachen schlug die Tür der Notaufnahme gegen die Wand, als Mr. Cookes Bett hinausgefahren wurde, um ihn in den OP zu bringen; Mr. Cookes Frau stand, zur Seite abgedrängt, noch im Raum, als das Bett mit ihrem Mann durch den Flur verschwand, sie rang um Fassung und wartete darauf, dass jemand ihr sagte, was sie tun, wohin sie gehen sollte.

Ich nahm eine Abkürzung in den OP und zog mich rasch um. Sie brauchen mich!, dachte ich, als ich mir eine blaue Haube aus dem Karton schnappte, der auf den Spinden stand, und schon halb zum Frauenumkleideraum hinaus war. Da ich allein war, gestattete ich mir, das Gefühl auszukosten, dass ich gleich bei einer enorm aufregenden Operation assistieren würde. Ich wusste, dass der Eingriff dramatisch war, zweifelte aber nicht an einem guten Ausgang, freute mich, Teil des Dramas zu sein, fühlte mich schon deshalb gut, weil ich Chirurgenkleidung trug, war stolz, wie ich es – ja, ich gebe es zu – immer noch bin, wenn ich dieses Kostüm anlege, auch wenn es mittlerweile Alltag für mich ist. Ich verlangsamte meinen Schritt, als ich mich dem Notfall-OP näherte, damit ich nicht atemlos und uncool hereingerannt kam.

Beim Betreten des Raums sah ich eine schockierende Szene und schämte mich sofort für meine Hochstimmung. Eine ganze Riege blauer Rücken beugte sich über Mr. Cooke auf dem OP-Tisch. Er war weder entkleidet noch schlief er, und die Männer in Blau machten sich an ihm zu schaffen. Einer zerschnitt ihm das Hemd, andere hielten ihn nieder, zwangen ihn zum Liegenbleiben, obwohl er mit aller Macht aufstehen und weglaufen wollte. Ich sah seinen schmalen, muskulösen Bauch, den Teil, den frei zu machen ich mich eine halbe Stunde zuvor noch gescheut hatte, und mir fielen die kleinen roten Campbell-de-Morgan-Flecken auf seiner Haut auf, genau die gleichen, die mein Vater auch hat.

Zwei Männer griffen sich je einen Arm. Andere Helfer brachten Armstützen, die mit großen Schrauben seitlich am OP-Tisch befestigt wurden. Dann wurden Mr. Cooke die Arme gewaltsam an den Körperseiten nach unten gedrückt – ein unfairer Kampf: zwei gegen einen. Als er überwältigt war, wurden sie ihm in einer Lage festgebunden, wie man es manchmal in alten Filmen über Irrenhäuser sieht.

Dies alles wurde begleitet von den schrecklichsten Geräuschen. Mr. Cooke, bis eben noch so beherrscht, hatte gebrüllt wie ein Bär. Auf seine Niederlage folgte nun lautes Männerschluchzen. Fixiert in dieser Lage, bei der ich an die Kreuzigung denken musste, wurde der Patient abermals attackiert, diesmal aus einer anderen Richtung. Ein Anästhesist kam, für ihn unsichtbar, hinter seinem Kopf herein, und das vergebliche Fuchteln fing wieder an, als er den Übergriff der dicken Nadel spürte, die in eine seiner stark hervortretenden Halsvenen geschoben wurde. Es war der zentrale Venenkatheter, mittels dessen er überwacht wurde und der zugleich als Kanal für die Medikamenten- und Flüssigkeitsgaben diente.

Unterdessen bestrichen zwei Chirurgen mit kräftigen breiten Malerstrichen seine schmale Vorderseite mit braunem Betaisodona. Mr. Cooke strampelte etwas mit den Beinen, und seine Augen rollten in ihren Höhlen hin und her, verfolgten mit leuchtendem Weiß und blicklos die Handlungen, die an seinem kraftlosen Leib verübt wurden. Ich kannte beide Chirurgen nicht, wusste nur, dass einer ein Chefarzt und einer ein Facharzt war. Die beiden kannten mich ebenso wenig, aber ich wurde gebeten, mir chirurgisch die Hände zu waschen, und sie bestimmten mich zu einem ihrer beiden Assistenten. Ich sollte mich auf die rechte Seite des Patienten stellen, neben den anderen Helfer. Gegenüber standen der Chef der Gefäßchirurgie und sein ihm nachgeordneter Fachkollege am Tisch.

Die Operation begann mit dem schnellsten Bauchschnitt, den ich je gesehen habe; es war der allererste, den ich in dem frühen Stadium meiner Ausbildung überhaupt sah. In einem Zug schlitzte der Chefarzt Mr. Cooke buchstäblich auf, und zwar vom Schwertfortsatz des Brustbeins bis hinunter zum Schambein. Ich war voller Bewunderung für dieses Können, diese Entschlossenheit; er wusste ganz genau, wie viel Druck er mit dem großen Skalpell ausüben musste, um die Haut und das subkutane Gewebe zu durchtrennen, ohne dabei tiefere Strukturen zu beschädigen.

In einer zweiten durchgängigen Bewegung hob der Chef den gesamten Darm aus Mr. Cookes Bauchhöhle und ließ ihn lässig auf meine Seite des Tischs fallen. Das nötigte mich und den Mann, neben dem ich stand, dicht zusammenzurücken, mit unseren Körpern eine Barrikade zu bilden und zu verhindern, dass die sich windende Masse aus Dünn- und Dickdarm zwischen uns hindurch oder an einem von uns vorbei auf den Boden rutschte. Mit ausgebreiteten Armen hielten wir den zappelnden Haufen in Schach. Die schaurigen Bewegungen, die er in unseren vier Armen machte, werde ich nie vergessen.

Beim Blick nach unten sah ich in Mr. Cookes leeren Bauchraum, der sich so schnell mit Blut füllte, dass der Umriss der sprudelnden Quelle unter dem roten Schwall zu erkennen war. Wenn man ein Kinderplanschbecken mit einem Schlauch füllt, bilden sich, wenn es halb voll ist, auf der Wasseroberfläche ähnliche Wellen.

Ich hatte zwei große Sauger in die Hand gedrückt bekommen und hielt, in jeder Hand einen, die breiten Mundstücke in die grellroten Tiefen. Die Pumpen waren so stark, dass ich das Saugen zwar in meinen Armen spürte, aber nicht das leiseste schlürfende Geräusch an mein Ohr drang. Sie verschwendeten keine Zeit damit, einen Cocktail aus Luft und Flüssigkeit einzusaugen; sie saugten nur hungrig Blut.

Etwa eine Minute lang ging es nicht weiter voran. Wir konnten das Blut nicht so schnell absaugen, wie frisches Blut aus der offenen Aorta einströmte. Ich musste daran denken, als ich dieses große Gefäß während meiner Zeit im Sektionssaal zum ersten Mal gesehen hatte. Es ist so dick wie ein Spazierstock und steht wie eine Eins in der Mitte des Körpers. An seinem Ursprung, der Stelle, an der es aus dem Herzen abgeht, macht es sogar eine Kurve, die genau wie sein Griff aussieht. Von hier erstreckt es sich durch den gesamten Brustkorb und den Bauch bis zum Schambein, wo es sich in die für die Blutversorgung der Beine zuständigen Beckenschlagadern teilt. Ich hatte vor nicht allzu langer Zeit im Studium gelernt, wie niedrig die Überlebensrate bei unerkannten Bauchaortenaneurysmen war.

Als habe er die Hoffnung aufgegeben, je freie Sicht zu bekommen, tauchte der Chefarzt jetzt platschend mit einem schweren Instrument in den Bauchraum ein. Als seine Hände wieder auftauchten, waren sie leer – er hatte mit dem Instrument die Aorta abgeklemmt. Dann bat er um eine Dacronmanschette, ein Stück Kunststoffrohr, das an der Stelle des Aneurysmas als Gefäßersatz angebracht werden sollte. Die Manschette sah aus wie einer der geriffelten Schläuche, mit denen man Waschmaschinen anschließt. Ich erhielt einen großen Wundspreizer, mit dem ich den Bauch weit offen halten sollte – und das für die nächsten drei Stunden.

Während dieser Zeit schlugen mehrere Versuche, die Manschette einzusetzen, fehl. Jedes Mal, wenn der Chefarzt die Klemme an der Aorta löste, um die Durchgängigkeit der

Anastomose zu prüfen, strömte wieder Blut in den Bauchraum.

Als der Chefarzt um vier Uhr morgens verkündete, er könne nichts mehr tun, war mein Hauptgefühl Erleichterung. Verglichen mit den Stunden im OP waren die dreißig Minuten, die ich bei Mr. Cooke in der Notaufnahme verbracht hatte, ein Klacks, und meine nur so kurz andauernde Verbindung mit ihm kam mir vor wie aus einer anderen Zeit. Die Wehmut, die sich vielleicht eingestellt hätte, wurde vom Drama der Nacht in den Hintergrund gedrängt. Und sogar das Drama kam mir jetzt abgenutzt vor. Ich war bloß noch müde, und meine Arme schmerzten vom langen Halten des Wundspreizers.

Während der gesamten Zeit im OP hatte niemand das Wort an mich gerichtet, und so konnte ich, nachdem wir alle von der Wühlerei am Tisch zurückgetreten waren, ohne weiteres schnell gehen. Ich wollte nicht sehen, wie Mr. Cookes Blut überlief, wollte nicht hören, wie das Plitsch-Platsch, mit dem es auf den Boden tropfte, die Stille eines jungen Todes zerstörte.

Nach dem Umziehen kam ich beim Verlassen des OP-Trakts zufällig am Raum für die Angehörigen vorbei. Durch das Fenster in der an eine Schule gemahnenden Tür sah ich den breiten Rücken des Chefarztes für Gefäßchirurgie, der einen trapezförmigen Schweißfleck an seinem OP-Shirt hatte. Dann ertönte plötzlich das Geräusch von Mrs. Cookes erstem ungezügeltem Schmerzensschrei, so grausig wie die letzten Laute ihres Mannes, als er sich gegen den Anästhesisten gewehrt hatte. Von ihm so wenig gehört, wie er von ihr gehört worden war. Ich stand draußen, außerhalb des unmittelbaren Geschehens, und der Lärm war mir zuerst peinlich, und erst dann machte er mich traurig. Peinlich in der Art, wie einem die Geräusche von Leuten, die im Hotelzimmer nebenan Sex haben, erst mal unangenehm sind, bevor sie irgendetwas anderes auslösen.

Dann sah ich Mrs. Cookes Haupt, zum größten Teil von der Schulter des Chefarztes verdeckt. Sie war aufgestanden und hämmerte ihm offenbar mit den Fäusten auf die Brust, denn sein Rücken schwankte kurz, und ihre Schulter bewegte sich. Ich hatte Angst, ihr Gesicht zu sehen. Hatte Angst, sie würde meines sehen, wie es oben durch die Scheibe glotzte. Deshalb ging ich weiter, es war ja nicht mein Kummer und war nicht meine Operation gewesen, den Schmerz eines persönlichen Verlusts oder eines persönlichen Versagens fühlte ja nicht ich, und ging hinaus. Ging heim und sah keinen dieser Menschen jemals wieder.

Auf diese eine folgten viele blutige Nächte. Das Blut, das im OP fließt, hat meine Auffassung von der Schönheit der Chirurgie nicht beschädigt. Und ich weiß heute, dass das Grässliche dieser Nacht nicht das geronnene Blut war. Es war auch nicht die Fehldiagnose, ein, wie ich inzwischen gelernt habe, bei blutenden Aneurysmen ziemlich häufiges Vorkommnis und manchmal unvermeidlich.

Grässlich war in jener Nacht, dass man Mr. Cooke um der Rettung seines Lebens willen, im Drang zu operieren, was die einzige Hoffnung auf Überleben zu bieten schien, in seinen letzten Minuten die Freiheit verwehrte. Die kurze Spanne, die ihm noch geblieben war, wurde ihm genommen, Minuten, in denen er wohl die Hand seiner Frau gehalten hätte, wie er es so selbstverständlich getan hatte, als ich mit dem Ehepaar sprach. Stattdessen wurde er ihr entrissen und fand in einer fremden, brutalen Umgebung einen schrecklichen Tod, in der Hand von Menschen, die – obwohl sie seine Retter sein wollten – seine Henker wurden.

Die Schönheit der Chirurgie sehe ich bei meiner Arbeit immer noch überall. Ich sehe sie in der klaren Diagnose. Im methodischen Vorgehen. In der reduzierten Umgebung des Operationssaals. In der zupackenden Zauberei, die Chirurgen an Patienten vollführen, deren Erkrankungen oft geheilt werden, wenn sie sich unters Messer begeben.

Doch sogar ein mit größter Berechtigung vorgenommener chirurgischer Eingriff kann grässlich sein. Noch die notwendigsten Operationen können scheitern, sogar bei den besten Ärzten. Und selbst wenn wir im besten Interesse des Patienten chirurgisch handeln, kann es geschehen, dass wir die letzten Augenblicke seines Lebens schlimmer machen, als sie es gewesen wären, wenn wir ihn in Ruhe gelassen hätten, damit er ungestört Abschied nehmen kann: vollständig und in Würde.

HIERARCHIEN

Das chirurgische Handwerk zu erlernen dauert. Fünf Jahre Medizinstudium sind nur die erste Etappe einer Lehrzeit, die im Allgemeinen in die Jahrzehnte geht. Natürlich, es gilt ja auch, viele Fakten im Gedächtnis zu behalten, und Menschen aufzuschneiden ist ein Handwerk, das sorgfältig gelernt sein will. Aber die lange Ausbildungszeit erfüllt noch einen weiteren wichtigen Zweck. Sie garantiert, dass man nicht mehr jung ist, wenn man schließlich wirklich Verantwortung trägt. Älterwerden macht einen aufmerksamer, und man arbeitet dann sicherer.

Zu Beginn meines Medizinstudiums brauchte ich bloß daran zu denken, dass ich einmal Chirurgin sein würde, um einen selbstgefälligen Kick zu kriegen, der mich durch den ganzen Tag trug. Ich fühlte mich kompetent und brannte darauf, Verantwortung übertragen zu bekommen. Zum Glück währte diese großspurige Phase nicht lange. Schon bald begriff ich das volle Ausmaß meiner Unbedarftheit.

Am Ende meiner ersten Woche an der medizinischen Fakultät ging ich auf dem Weg zu einer Verabredung mit Freunden abends in der Anatomie vorbei. Ich sollte mir dort ein Skelett abholen, das Skelett, mit dem ich die nächsten zwei Jahre arbeiten sollte. Es lag in einem Karton von ungefähr einem Meter Länge – groß genug, dass ein Oberschenkelknochen darin Platz fand – und etwa zwanzig Zentimetern Breite und zwanzig Zentimetern Tiefe. Darin lag auch ein Schädel, der Unterkiefer kürzlich mit einer kleinen Feder am Schläfenbein befestigt. Man konnte den Kopf mit einer Hand halten und die Zähne klick-klack-klappern lassen. Außerdem gab es ein Rückgrat, die Wirbel aufgereiht wie Perlen, und schließlich sämtliche Knochen eines Arms und eines Beins. Die einzelnen Hand- und Fußknochen waren wie bei der Wirbelsäule mit Draht befestigt. Ansonsten lagen die Teile des Skeletts aber lose und bildeten bei jeder Bewegung des Kartons neue makabre Anordnungen. Ich konnte es kaum erwarten, meinen alten Bekannten diesen ausgedörrten neuen vorzustellen.

So groß wie das Behältnis war auch mein Stolz darauf, so leicht wie es war ich innerlich vor Freude. Ich ging damit von der Universität zur U-Bahn. Ich strahlte. Wäre der Karton doch bloß durchsichtig, oder stünde wenigstens «Skelett» darauf! Ich wollte, dass Fremde nach meinem Beruf fragten, so aufgeregt war ich, dass ich dieses Wunderbare mit meinem Leben vorhatte. Aber die ganze Fahrt über sprach ich mit niemandem. Und selbst, als ich meinen Karton auf den Sitz neben mir stellte, weckte das keine Neugierde. Deshalb beschleunigte ich meinen Schritt bei dem Gedanken, gleich meine Freunde zu treffen, die sich bestimmt für mein vielsagendes Paket interessieren würden und deren Interesse meine berufliche Entscheidung als besonders bestätigen würde.

Als ich in dem Pub ankam, war von meinen Freunden noch niemand da, und so ging ich schnurstracks in den Teil der Bar, wo die meisten Leute saßen, legte meine bis dato unbeachtete Fracht auf einen Hocker und bestellte mir einen Drink. Meine Hoffnung war, dass mich nun ein Fremder ansprach und ich seine Aufmerksamkeit auf mein kostbares Gepäck lenken konnte. Doch stattdessen kam ein Pärchen mittleren Alters auf mich zu. Sie bezahlten meinen Drink und luden mich ein, mich zu ihnen an den Tisch zu setzen, solange ich auf meine

Freunde wartete. Nach ersten Höflichkeiten fing ich gleich davon an, dass ich Medizin studierte, und verkündete stolz, dass ich jetzt ein Skelett zu hüten hatte, dafür verantwortlich war, für echte Knochen. Ich war schon drauf und dran, den Karton zu schütteln, damit er imponierend leise klapperte. Ich wollte ihn an den Rändern des Deckels nehmen und ihn auf den Kopf und zurück drehen.

In dem Moment geschah irgendetwas auf der anderen Seite des Pubs. Der Mann, mit dem ich mich unterhalten hatte, ging hinüber, um zu schauen, was passiert war. Seinem Aussehen nach war er genau der Richtige, um eine Rauferei zu schlichten. Aber er kam sogleich wieder zurückgeeilt zu seiner Frau und mir. Das T-Shirt war ihm aus dem Bund der tiefsitzenden Jeans gerutscht, der behaarte dicke Bauch lag frei, und seine Augen sahen aus wie Kugeln, nicht wie Teller. Da er meinen Namen nicht kannte, rief er einfach: «Sie, die Medizinstudentin! Kommen Sie schnell!»

Ich folgte ihm hinüber. Dort lag ein Mann rücklings auf dem Boden, still und der Länge nach ausgestreckt. Es sah aus, als vollführe er eine Übung, einen Zaubertrick vielleicht, oder als messe er den Boden in einem Haus aus, das er kaufen wollte, um herauszufinden, ob sein Doppelbett dort hinpasste. Sein Haar war ebenfalls nach unten gefallen, nicht zur Seite über den Boden. Der Mann hatte bunte Socken an, und seine Augen waren offen.

Ein anderer mir unbekannter Mann sagte: «Er wollte gerade an den Tresen gehen, da ist er auf einmal umgefallen, einfach so. Er atmet nicht. Ich glaube, er ist tot.» Mir war nicht klar, warum der Mann mir das sagte, und ich wollte unsinnigerweise gerade erwidern, dass ich den anderen auch nicht kenne, als ich merkte, dass ein paar Leute zusammengelaufen waren und dass das Paar, mit dem ich Bekanntschaft geschlossen hatte, allen erklärte, dass ich Medizinstudentin sei, freilich ohne hinzuzufügen, was ich ja auch nicht erwähnt hatte, nämlich dass ich es erst seit noch nicht mal einer Woche war. Und ohne ihnen zu sagen, was ich selbst auch noch nicht so richtig wusste: nämlich dass ich gar nichts wusste.

Ich fühlte mich toll: Alle sahen zu mir. Ich war eine Ärztin in spe. Was für ein Glück, dass ich an dem Abend in dem Pub war. Jegliche Selbsteinschätzung ausblendend, kniete ich mich neben den Kopf des Mannes. Legte den Zeigefinger an seinen Hals, um ihm den Puls zu fühlen, von dem ich zu dem Zeitpunkt noch nicht einmal wusste, dass es der Karotispuls war. Ich legte auch das Ohr an seinen Mund und hörte und fühlte dort in der Tat keinen Atemstrom. «Rufen Sie einen Krankenwagen», sagte ich, bevor ich wieder in die Hocke ging. Ich kannte mich zu der Zeit mit Wiederbelebungstechniken genauso wenig aus wie alle anderen im Pub. Saß eine Zeitlang so da. Von meinen Freunden war immer noch nichts zu sehen.

Dann quäkte eine Sirene, Lichter blitzten durch die grüngetönten Fensterscheiben, forsche kräftige Männer schoben Leute beiseite und kamen mit ihren Sauerstoffflaschen und Gerätschaften auf den Todgeweihten zu. Dem Bewusstlosen wurde eine Maske aufgesetzt, die mit einem Beatmungsbeutel verbunden war. Ein Mann in einem grünen Overall begann mit der Herzdruckmassage. Kalte Luft strömte durch die Tür des Pubs herein, und das Geschehen gab allen in dem stickigen Raum einen Kick, ausgenommen die Sanitäter. Sie legten den Mann auf eine Trage und waren schon auf dem Weg hinaus, als mein Bekannter ihnen mitteilte, ich sei Medizinstudentin und phantastisch gewesen. Der grüngekleidete Praktiker warf mir einen kurzen Blick zu, den ich für anerkennend hielt, reichte mir den Beatmungsbeutel und sagte, ich sollte ihn so drücken, wie er es eben getan hatte.

Dann gingen wir alle hinaus, und da ich immer noch den Beutel drückte – richtig, wie ich hoffte –, blieb mir nichts anderes übrig, als mit den anderen hinten in den Rettungswagen einzusteigen. Ich dachte an mein Skelett, das ich zurückgelassen hatte. Und an meine Handtasche. Aber diese Dinge spielten jetzt keine Rolle. Die Hecktüren hatten sich mit einem dumpfen Knall geschlosssen. Eins! Zwei! Schon fuhr der Rettungswagen los. Einer der Männer in Grün saß am Steuer, der andere hinten bei mir. Und mittendrin der Mann mit dem fleckigen Gesicht.

Die Fahrt war kurz. Mein erster Krankenwagen überhaupt – mittlerweile sind sie für mich ja nicht mehr «verschlossen wie Beichtstühle», wie Larkin sie in einem Gedicht beschreibt – schlingerte und stank. Ich saß mit dem Rücken in Fahrtrichtung, und es gab kein Fenster, zu dem man hätte hinaussehen können. Dann waren wir am Krankenhaus angekommen, die Türen öffneten sich, es war kalt und roch nach nassem Parkplatz. Ich drückte immer noch den Beatmungsbeutel am Ende des Geräts und musste mich konzentrieren, damit der Beutel nicht vom Gesicht des Mannes herunterfiel, während wir auf die Notaufnahme zueilten. Als Nächstes bekam ich meine erste Notfallkabine von innen zu sehen. Jemand zog mit Schwung den grünen Vorhang um uns zu, und eine neue, gut funktionierende Truppe nahm sich jetzt der Sache an. Eine Schwester zog mir eine Bleischürze über den Kopf. Ich musste an den Kittel denken, den man im Kindergarten angezogen bekommt, wenn man an einer Staffelei malt. Aber dieser hier war schwerer, denn er war mit Blei gefüllt als Schutz vor Strahlung bei eventuellen Röntgenaufnahmen.

Es beeindruckte mich, dass trotz der vielen beteiligten Personen und obwohl so viel los war, nur wenig gesprochen wurde, und ich fühlte mich wie eine aus dem Team. Oft geht es ja, wo effizient gearbeitet wird, auch sehr akkurat zu, aber hier war das nicht der Fall. Zwei Leute wetteiferten miteinander um einen schnellen intravenösen Zugang. Beide hielten einen Arm des Patienten gestreckt vor sich und schoben Nadeln in die weiche Falte der Ellenbogengrube. Blut rann dem Mann fädchenweise die Arme hinab und spritzte hellrot auf den grauen Linoleumboden. Das Chaos war das von Snacks auf einer Getränke-Party. Auf den Ablagen standen Nierenschalen, in denen sich blutbeschmierte Handschuhe und Plastikschachteln mit Kanülen und Venülen türmten. Der Patient selbst bot nun ebenfalls einen ganz anderen Anblick. Sein Hemd war offen, und es klebte Erbrochenes an seinem Hals. Die Elektroden eines EKGs bildeten ein Steck-dem-Affen-den-Schwanz-an-Muster auf seiner Brust, und Schläuche ragten aus ihm heraus. Kaum vorstellbar, dass die Kabine vor kurzem noch sauber und leer gewesen war.

Der Patient war immer noch nicht wieder zu sich gekommen, und das geschäftige Treiben um ihn herum verlieh seiner Leblosigkeit besonderes Gewicht. Die Zufuhr von Adrenalin und Atropin, zu gleichen Teilen via Kanüle, gehörte genauso zu den Wiederbelebungsversuchen wie kurzzeitige Herzdruckmassagen und der dreimalige Einsatz des Defibrillators. Jemand befestigte Elektroden auf seiner Brust, der Teamleiter sagte: «Alles klar, Sauerstoff klar, fertig», alle traten ein Stück zurück, so wie Schauspieler beim Applaus erst zusammen ein paar Schritte rückwärtsgehen, bevor sie sich verbeugen. Von unserem Patienten aber kam keine Anerkennung unserer Leistung, er wurde nicht wach. Irgendwann fragte uns der Chefarzt der Reihe nach, ob es uns recht sei aufzuhören, und damit endeten die hektischen Versuche, das Leben des Mannes zu retten. Es trat kein ehrerbietiges Schweigen ein, wie man es aus dem Fernsehen kennt, wo alle einander vielsagend anschauen. Vielmehr ging es mit derselben Energie, die vorher das Chaos angerichtet hatte, jetzt ans Aufräumen. Es klapperten die Pedale der gelben Metallmülleimer. Handschuhe wurden abgestreift. Eine Schwester wischte das Blut und das Erbrochene von dem Patienten ab, als wüsche sie ein schmutziges Kind. Der Arzt kam zu mir und sagte, die Sanitäter würden mich dorthin zurückbringen, wo sie mich eingeladen hatten.

Ich saß zwischen ihnen in dem stillen, langsam fahrenden Krankenwagen und empfand eine starke und nicht unbefriedigende Traurigkeit. Man brachte mich wieder in den Pub, in dem gerade die letzte Runde angesagt wurde und meine Freunde auf mich warteten. Mein Skelett war auch da, es kam mir nun träge vor. Erst als sich der Mann am Tresen erwatungsvoll bei mir erkundigte, wie die Sache ausgegangen war, und ich seine Enttäuschung über meine Antwort sah, wurde mir etwas klar, was ich in der Notaufnahme noch nicht begriffen hatte: Ich hatte zwar Gefallen an der Show gefunden, aber nichts dazu beigetragen. Erst einige Monate später, inzwischen mit mehr Kenntnissen, sollte ich begreifen, dass ich die Einzige gewesen war, die den Mann hätte retten können – unmittelbar nach seinem Zusammenbruch. Da ich jedoch nicht einmal Grundkenntnisse in Erster Hilfe besaß, hatte ich die Chance – und ein Leben – vertan. Danach war es mit meinem Stolz, Medizin zu studieren, nicht mehr so weit her.

Im Verlauf einiger Jahre, in denen ich noch viele Patienten sterben sah, ließ ich dieses so eilfertige wie wenig hilfreiche Selbst hinter mir. Ich fing an, mich überall nützlich zu machen. Jede Tätigkeit im Krankenhaus brachte mehr Verantwortung mit sich, kleine Steigerungen meines Rangs innerhalb der gesamten Organisationsstruktur. Und eines Tages begriff ich, dass ich nun keine einfache Assistenzärztin mehr, sondern in der Hierarchie weit aufgestiegen war und in meiner Facharztausbildung eine neue Stufe erklommen hatte. Das geschah in einer Woche im Sommer, als die Blätter der Platanen rings um die Klinik säuselten und sich berührten wie Kinderhände beim Backe-backe-Kuchen. Als ich am Ende des Bewerbungsgesprächs meine Stelle als Stationsarzt bekam, wurde mir gesagt, dass ich meinen ersten Bereitschaftsdienst in der neuen Position am folgenden Morgen anzutreten hatte.

Ich stand zeitig auf. Statt der OP-Kleidung, die ich in der Wochenendbereitschaft als Assistenzärztin immer trug, entschied ich mich für den Hosenanzug, den ich bei meinem Bewerbungsgespräch getragen hatte. Und ich packte jetzt statt meines alten Rucksacks die Aktentasche. Meine Eltern hatten sie mir im Jahr zuvor zu Weihnachten geschenkt, und als ich unpassenderweise einmal damit bei der Arbeit erschien, hagelte es Spott seitens meiner jüngeren Kollegen, dass ich wohl dachte, ich sei sonst wer. An dem Morgen aber schien das strenge Klicken zu passen.

Ich kam auf Station an und wurde von einem befreundeten Chirurgen begrüßt. Er und ich waren im vergangenen Jahr auf ebendieser Station Assistenzärzte gewesen. Mein Freund war wie ungefähr ein Dutzend weiterer Kollegen tags zuvor zu dem Bewerbungsgespräch gebeten worden, er hatte mit mir um die Position konkurriert, die ich jetzt innehatte. Wie seltsam, dachte ich, dass sich eine hierarchische Kluft zwischen uns auftat, obwohl wir uns, was unser Wissen betraf, auf derselben Stufe befanden.

Er griff nach dem Trolley mit den Krankenakten, die der rangniedrigste Kollege bei der Visite von einem Bett zum nächsten schiebt. Daran befindet sich ein kleiner ausklappbarer Tisch, auf den man sich beim Schreiben stützen kann. Die metallenen Seitenwände sind grau und leicht abgerundet wie die Seitenteile von Internatsbetten. Der Lack glänzte und war so dick, dass man noch im trockenen Zustand Rinnsale der ehemals feuchten Farbe sah. Das Gefühl, diese Oberfläche zu berühren, ist mir so vertraut wie das Gefühl, einen BH zu tragen: Man nimmt es gar nicht mehr wahr. Das Ende des ausklappbaren Tischs am Gürtel anliegend, fasst man mit den Händen an den Seiten an und muss den Wagen mehr schwenken als fahren, um ihn dorthin zu bugsieren, wo man hinwill, wie man es von Einkaufswagen kennt. Das tat mein Kollege. Er wusste, wo welche Patienten lagen. Auf seiner Liste waren Einlieferungsdaten, aktuelle Beschwerden und Fortschritte im Heilungsprozess verzeichnet.

Während wir vor allen Betten anhielten, musste ich mir immer wieder in Erinnerung rufen, mich wie ein Stationsarzt zu benehmen, mich etwas abseits zu halten und meinen Assistenzarzt die Arbeit machen zu lassen. Haltung bewahren, mehr war vielleicht gar nicht nötig. Das durfte doch so schwer nicht sein. Die ersten Patienten hatten Angina oder Nasenbluten oder erholten sich von einer HNO-Operation am Tag zuvor. Ich hatte schon oft gesehen, wie andere Stationsärzte einfache Therapiepläne für solche Fälle erstellt hatten.

Dann aber kam ich an ein Bett, wo nicht alles in Ordnung zu sein schien. Der Patient war ein Mann in den Fünfzigern, kräftig gebaut. Sein Bart war dunkelgrau und so genau geschnitten wie eine Hecke. Der *Economist* lag auf seinem Schoß, und er las darin, hatte dabei aber die Arme zu den Hüften geschoben, so, als schiene er seinen Brustkorb, damit er besser Luft bekam. Seine Atemfrequenz war erhöht. Er selbst klagte nicht, seine Haltung tat es.

Daniel erzählte mir, was Sache war. Mr. Charles, sechsundfünfzig Jahre alt, war am Vorabend mit Halsschmerzen eingeliefert worden. Anginaanamnese. Konnte weder feste Nahrung noch Flüssigkeiten zu sich nehmen. Antibiotika und Steroide intravenös verabreicht. Ich fragte Mr. Charles, wie er sich fühle. «Ganz okay», sagte er, aber selbst bei diesen wenigen Worten geriet er ein wenig außer Atem. Er wollte die Arme so nach unten gepresst lassen, und seine Hände drückten quiltartige Dellen in die Matratze. Um mit mir zu sprechen, hob er bloß etwas die Augen, sein Gesicht aber blieb gesenkt, wie es schüchterne Mädchen oft machen.

Ich nahm die Krankenakte und überflog, was während der Nacht vermerkt worden war. Fand den Eintrag, den ich suchte. FNE: o. B. Flexible Nasenendoskopie: ohne Befund. Unsicher, was hier zu tun war, bat ich Daniel, mir das Endoskop zu reichen, damit ich mir selbst ein Bild machen konnte. Ein Endoskop ist circa vierzig Zentimeter lang. An einem Ende befindet sich ein Okular, der Rest sieht aus wie eine dünne schwarze Schlange aus Glasfaser. Das biegsame Stück wird dem Patienten ins Nasenloch eingeführt. Das andere Ende hält der Arzt in der Hand, mit der er auch schreibt. Er hält es sich ans Auge und schaut in das Okular. An dessen Rand befindet sich eine Erhöhung, die man mit dem Zeigefinger bewegen kann, wodurch sich das schlangenartige Ende im Patienten auf- und abwärts bewegt. Man kann in alle dunklen Ritzen des Naseninneren schauen, kann das Endoskop aber auch noch tiefer schieben und die Stimmbänder betrachten.

Ich führte das Endoskop in Mr. Charles' linken Nasenflügel ein und betrat die Landschaft seiner Nasenhöhle. Sein Septum stand auf der linken Seite wie eine große gerade Mauer, auf der rechten Seiten lagen seine Nasenmuscheln wie Plüschkissen in der Ecke eines zwielichtigen Nachtclubs. Ich navigierte die Spitze des Endoskops über die untere und unter die mittlere Nasenmuschel und bemerkte, dass Schleim aus dem Eingang zur linken Kieferhöhle rann, so breit wie ein Wasserfall. Ich fuhr bis ans Ende der Nase und beschrieb mit dem Endoskop dann eine 90-Grad-Kurve nach unten. Wie ein Höhlenforscher durchquerte ich den Nasenrachen, eine dunkle Kammer, flankiert von der Rosenmüller-Grube – wunderbarer Name! –, in der sich gelegentlich Nasenkarzinome verstecken. Von hier aus kommt man normalerweise auf die Lichtung des Kehlkopfrachens und trifft dann auf den Kehlkopf, der wie eine winzige, enge Vagina aussieht.

In diesem Fall gelangte ich aber nicht auf die übliche Lichtung. Ich erreichte den Nasenrachen, kam aber nicht weiter. Ich zog das Endoskop ein Stück zurück und machte einen zweiten Vorstoß. Wieder dasselbe. Vor mir stand eine Wand aus rosa Mukosa, geschwollen, wulstig, leuchtend. Da war ich wohl an die Rachenmandel oder an die hintere Wand des Nasenrachenraums gestoßen. Ich probiere es zum dritten Mal und kam wieder nicht voran. Verschlossen sich gerade die Atemwege meines Patienten?, fragte ich mich flüchtig. Aber das ergab keinen Sinn. Falls bei Mr. Charles eine ernste Notlage eingetreten war, müsste sich das doch deutlicher zeigen. Dann müsste man zumindest einen Stridor hören, die angestrengt pfeifenden Geräusche beim Kampf, durch verstopfte Atemwege ein- und auszuatmen. Und er wäre blau im Gesicht.

Ich wusste instinktiv, dass es meinem Patienten für einen solchen Befund zu gut ging, dachte aber auch an etwas, was ich in meinem ersten Jahr als Ärztin im Praktikum gehört und nicht vergessen hatte: nämlich, es nicht abzutun, wenn man den Verdacht hat, dass bei einem Patienten irgendetwas nicht stimmt. Wenn der Patient an etwas, das man nur flüchtig erwog, stirbt, wird man sich das nie verzeihen, und es wird einem auch nicht verziehen.

Das alles ging mir durch den Kopf, während ich, das rechte Auge immer noch am Okular, in Mr. Charles' Kehlkopfrachen hineinsah. In den zwei, drei Sekunden, die ich brauchte, um das Instrument vorsichtig zurückzuführen und aus seiner Nase zu ziehen, hatte ich den Entschluss gefasst, den Chefarzt zu Hause anzurufen und ihn zu bitten, in die Sprechstunde zu kommen und sich die Sache selbst anzusehen. Und als mein Blick sich von dem kleinen, aber wichtigen Gebiet, das ich betrachtet hatte, löste und ich nun wieder die ganze Umgebung im Blick hatte, entdeckte ich überrascht die Hose an meinen Beinen, meine Aktentasche neben dem Bett und den Assistenzarzt an meiner Seite, denn all das rief mir die offensichtliche – erstaunlicherweise aber vergessene – Tatsache in Erinnerung: Der Stationsarzt im Wochenenddienst war ja ich.

Noch am Tag zuvor hätte ich eine Unsicherheit, die ein Krankheitsbild bei mir auslöste, mit dem Arzt besprochen, der neben mir stand, dem Freund. Aber in diesem heiklen Moment des Unbehagens glaubte ich, die Fasson zu verlieren, wenn ich meinen Zweifel zur Sprache brachte und öffentlich machte. Um noch etwas Zeit zum Überlegen zu gewinnen, sagte ich zu dem Patienten, ich wolle das Endoskop kurz mal draußen in ein Gefäß mit sterilisierender Flüssigkeit halten, danach würde ich mit ihm sprechen. Ich ließ die beiden Männer allein und ging in die Schleuse. Legte den langen Schwanz des Endoskops in einen Krug mit beißend riechender Flüssigkeit und notierte die Zeit auf dem Blatt Papier, damit der, der es als Nächster benutzen wollte, wusste, ob es lange genug darin gelegen hatte. Zwei Stimmen sprachen in meinem Kopf. Die eine sagte: Außer dir hat niemand durch das Endoskop in dieses rote Reich geschaut. Die Untersuchung gestern Abend hat keinen Befund erbracht. Der Patient hat keinen Stridor. Wahrscheinlich geht es ihm gut. Wenn du die Station jetzt verlässt, erfährt kein Mensch, dass du nicht weißt, was du von der Sache halten sollst. Und falls sich der Zustand des Patienten verschlechtert, kannst du jederzeit wiederkommen.

Die andere Stimme versetzte mich noch einmal in den Raum, in dem ich nach dem Bewerbungsgespräch die neue Stelle bekommen hatte. Im Geiste hörte ich einen der Chefärzte mich fragen: «Sie haben Ihren ersten Bereitschaftsdienst als Stationsärztin. Bei der Visite sehen Sie einen Mann mit Halsbeschwerden, aber ohne erkennbare Symptome von Schmerz. Bei der endoskopischen Untersuchung finden Sie den Atemweg nicht. Wie gehen Sie vor?»

Im Geiste hörte ich mich prompt erwidern: «Dann liegt hier eine kritische Situation der Atemwege vor. Es ist keine Zeit zu verlieren.» Und damit kehrte ich in die reale Welt zurück, ging wieder zu Mr. Charles' Bett. Ich erklärte ihm, dass ich nach der Untersuchung seiner Nase zu der Ansicht gelangt sei, dass er vielleicht gar keine Angina habe, sondern etwas Ernsteres, nämlich eine Supraglottitis, eine Entzündung des oberen Anteils des Kehlkopfes. Ich befürchtete, dass sich sein Befinden verschlechtern und sein Hals so anschwellen könne, dass er keine Luft mehr bekam. Dann teilte ich ihm mit, dass ich ihn in den OP bringen wollte, damit wir ihn unter Anästhesie untersuchen konnten. Wir würden ihn vermutlich intubieren, den Tubus über vierundzwanzig Stunden in seinem Hals lassen und ihm auf dem Wege Medikamente geben, um die Infektion und die Schwellung zu mindern. Eventuell, fügte ich hinzu, hatte er beim Aufwachen den Tubus im Hals stecken, falls wir ihn über die Kehle nicht hineinbekamen.

Mr. Charles sagte nichts. Vielleicht war das seine Art. Oder es war die Art eines Mannes kurz vorm Ersticken. Sein Schweigen gab mir Gelegenheit, meinen Chefarzt anzurufen, und der war bereit zu kommen und im OP zur Verfügung zu stehen, falls eine Notfalltracheotomie, ein Luftröhrenschnitt, erforderlich war. Ich rief auch die leitende OP-Schwester an, die uns auf Platz eins der Notfallliste für das Wochenende setzte. Mein Kollege hatte inzwischen den Anästhesie-Facharzt erreicht, der seinen Chef ebenfalls hinzubitten wollte, falls diese Luftröhre besonders schwer zu erreichen war.

Vor lauter stummem Zweifel fühlte ich mich inzwischen ganz elend. Ich hatte eine unklare Nasenendoskopie durchgeführt, war mir überhaupt nicht sicher, dass meinem Patient tatsächlich ein Atemwegsverschluss drohte. Vielleicht hatte ich ihn bloß nicht gründlich genug untersucht? Zwei Chefärzte machten sich nun am Wochenende auf den Weg in die Klinik. Ein weiterer Arzt, der Anästhesist, wartete womöglich bereits im OP. Andere Notfalloperationen wurden wegen meines Verdachts verschoben. Eine Mitte, eine Grauzone gab es hier nicht. Entweder war der Patient vollkommen in Ordnung, oder aber es bestand akute Lebensgefahr. Wenn ich mit der auf den Fall gelenkten Aufmerksamkeit falschlag, würde das meinem Ansehen unwiderruflich schaden. Wenn ich richtiglag, hatte ich ein Leben gerettet. Nichts an meinem inneren Monolog ließ erkennen, dass ich mir Gedanken um das Wohl des Patienten machte.

Meine Unruhe steigerte sich noch, als ich an der Aufnahme vor dem OP saß und auf das Eintreffen meiner Kollegen wartete. Vor mir lag das rote Ringbuch, in dem die für den Tag geplanten Notoperationen verzeichnet waren. Ich schlug es auf und sah nach unten zum letzten Eintrag: Untersuchung bei anästhesierter Luftröhre. Plus oder minus Intubation. Plus oder minus Tracheotomie. Ein Pfeil neben dem Eintrag zeigte, dass unser Eingriff vor dem in der Zeile darüber vermerkten stattfinden sollte. Dort stand: «Nierentransplantation.» Gerade hatte ich es gelesen, da tat die aufgeschlagene rote Mappe in meiner Hand auf dem beigen Resopaltisch einen kleinen Hüpfer. Jemand hatte eine große Metallkiste darauf abgestellt, an ihrer Seite ein fluoreszierendes rosa Etikett, darauf zwei Wörter: «FRAGIL» und «NIERE».

Nichts hätte mich mehr bedrücken können als der Anblick dieser Kiste. Ich saß neben einer Niere auf Eis. Einer Niere, die nicht sofort in ein bedürftiges Abdomen eingebaut werden konnte, weil ich so verschroben war und an der Durchlässigkeit von irgendwessen Atemwegen zweifelte. Dann trafen mit einem Mal alle im OP ein: der Patient, der bestürzend gesund aussah auf seiner fahrbaren Krankentrage, geschoben von einem Pfleger in marineblauer Hose und T-Shirt. Die beiden renommierten Anästhesisten in blauer OP-Kluft. Mein Chef, der lässig «Na, wo brennt's denn?» sagte und ein teures Fahrrad mit schwarzem Rahmen hereinschob. Er trug einen einteiligen Radfahreranzug und auf dem Rücken einen dieser Rucksäcke mit eingebautem Tank und einem Schlauch, der das Wasser direkt in den Mund des Radlers leitet. Dieser Schlauch endete jetzt neben seinem Mund wie ein bizarres Mikrophon. Mr. Millard war auf hundertachtzig, weil er sich körperlich angestrengt und ich es so dringend gemacht hatte. Mir wurde noch mulmiger.

Wie Lämmer auf der Schlachtbank, dachte ich pompös, der Patient und ich. Für ihn stand sein Leben auf dem Spiel, für mich das zarte Pflänzchen meiner Reputation. Nicht lange, und wir waren im OP. Die Anästhesisten versetzten Mr. Charles behutsam in Schlaf, während Mr. Millard und ich uns chirurgisch wuschen und kontrollierten, ob wir alles, was wir brauchten, auf dem Trachea-Tablett liegen hatten. Ich war dankbar für die Deckung, die mir die Maske und der Anzug boten, denn ich schwitzte inzwischen, und vor Bangigkeit stieg mir rote Hitze in ekelhaften Wellen den Hals herauf. Heiß. Kalt. Heiß. Kalt. Als der Anästhesist das Laryngoskop mit dem gebogenen Metallspatel aufklappte und sich über unseren auf dem Rücken liegenden Schützling beugte, betete ich nur, dass der Zustand von Mr. Charles wirklich kritisch, ja sogar, dass er dem Tode nahe sein möge. Lass diese Luftröhre verstopft sein, dachte ich. Lass diesen Schlauch nicht leicht hineingleiten. Bitte.

Im Normalfall sieht der Anästhesist durch das Laryngoskop die Geographie der Stimmlippen. Als Nächstes wird der Gummischlauch an der Kante des Laryngoskops eingeführt und zwischen den Stimmlippen hindurchgeschoben. Dann wird ein Ballon aufgeblasen, der direkt unterhalb der Subglottis, der unteren Region des Kehlkopfes, genannten Region ansetzt und hier den Schlauch fixiert. Schließlich wird das andere Ende des Schlauchs, das außerhalb des Patientenmunds, mit dem Sauerstoffschlauch verbunden.

Der Anästhesist zog das Laryngoskop jedoch heraus und setzte mehrere Male neu an. Er gab seinem Chefarzt kein Zeichen mit der ausgestreckten Hand, was diesem bedeutet hätte, ihm mit spürbarem Druck den Schlauch hineinzulegen. Er musste ein bisschen würgen. Sein Gesicht, das asiatische Züge hatte, bekam eine rötliche Farbe. Kurz darauf – ich hatte unterdessen fast nicht zu atmen gewagt – sah er kopfschüttelnd zu seinem Chef auf und trat zur Seite, um den Kollegen probieren zu lassen. Ich hätte den Anästhesisten zu gern gefragt, was er gesehen hatte, blickte aber, um mir nichts anmerken zu lassen, nach unten auf meine Hände in den Handschuhen. Ich hielt sie vor mir wie jemand, der seine frisch gefeilten Nägel oder einen klotzigen Verlobungsring bewundert. Innen an dem gewachsten Gummi sammelte sich Feuchtigkeit zwischen meinen Fingern.

93

Der Anästhesie-Chefarzt laborierte jetzt seit ungefähr einer Minute, um einen Zugang zu Mr. Charles' Luftröhre zu finden. Mein Chirurgie-Chef trat sacht von einem Bein aufs andere, sodass ich in regelmäßigen Abständen die Wärme seiner rechten Schulter an meiner linken spürte. Gerade, als es so aussah, als sei ein Luftröhrenschnitt doch unvermeidlich, streckte der Anästhesist die Hand zur Seite. Er musste – den Blick weiter fest auf das Laryngoskop gerichtet – sogar ein bisschen mit der Hand wedeln, weil sein Untergebener schon gar nicht mehr damit gerechnet hatte, das Gerät überhaupt anreichen zu müssen. Der Beatmungsschlauch wechselte wie ein Staffelstab die Hände und wurde über die Ziellinie getragen. Danach trat der Chefarzt befriedigt zurück und sagte, an seinen Kollegen gewandt: «Verdammt enger Luftweg, mein Freund. Hab es selbst fast nicht reingebracht.»

Dann sagte er an Mr. Millard gewandt: «Eins a Supraglottitis. Ich sag auf Intensiv Bescheid, dass er für eine Weile bei uns bleibt.» Mein Chef nickte, warf seine Maske und seinen Anzug in den schwarzen OP-Abfallkübel und war mit einem stummen Gruß in meine Richtung verschwunden. Ich blieb noch und räumte mit dem Fachkollegen für Anästhesie auf, ging anschließend auf meine Station zurück und beendete die Visite. Ein paar Patienten waren schon ganz hibbelig. Sie hatten von der Stationsschwester die Auskunft erhalten, ihre Ärztin wäre gegen acht Uhr wieder da. Jetzt war es elf. Aber das war mir egal. Mein Hosenanzug fühlte sich jetzt elegant an, der dicke Griff meiner ledernen Aktentasche lag warm und fest in meiner Hand. Sogar Daniel wirkte schwungvoller und weniger verlegen, weil er den Trolley mit den Krankenakten für mich schob. Ohne dass es jemand anders bemerkt hätte, war ich angekommen.

Gute Chirurgen besitzen Entschlusskraft. Sie drücken sich

beim Operieren nicht lange herum. Diese Fähigkeit erfordert einen gewissen Mut und geht oft mit einem Übermaß an Selbstsicherheit einher, das am stärksten ist, wenn man jung ist. Obwohl ich an dem Tag das Richtige tat und meinen Patienten in den OP brachte, steckt viel Wahres auch in dem Spruch: «Ein guter Chirurg weiß, wann er schneiden muss. Ein wirklich guter Chirurg weiß, wann er nicht schneiden darf.» Vielleicht durchlaufen wir vor allem deshalb eine so lange Ausbildung, damit sichergestellt wird, dass wir genug Selbstzweifel entwickeln, der erst mit der Zeit heranreift. Mit dem Wissen um die eigenen Grenzen rettet man womöglich mehr Leben als mit jedem Messer.

REVIERKÄMPFE

Die erste Verpflichtung eines Arztes ist die seinem Patienten gegenüber. In einem so umkämpften Beruf wie der Chirurgie erfolgreich zu sein, erfordert jedoch auch ein starkes Selbstwertgefühl. Meistens koexistieren diese beiden Dinge problemlos. Ab und zu freilich entsteht eine Spannung zwischen dem, was das Beste für einen Patienten und was das Beste für die eigene Karriere ist. In solchen Konfliktfällen habe ich nicht immer das Richtige getan.

Bei meiner ersten Stelle als Chirurgin gab es jeden Vormittag eine Zusammenkunft der Abteilung, auf der die Neuzugänge der vergangenen Nacht besprochen wurden. Wir trafen uns in einem Seminarraum, in dem die Stühle in vier Reihen angeordnet waren, genau nach Rang. Chefärzte saßen vorn, ihre Untergebenen hierarchisch absteigend dahinter. Wenn alle eingetroffen waren, ging das rangniedrigste Mitglied des Bereitschaftsteams nach vorn und berichtete über die Patienten, die seit dem letzten Arbeitstag ins Krankenhaus aufgenommen worden waren. Schnell wurde mir klar, dass die Chefärzte diejenigen Nachwuchschirurgen am liebsten hatten, die die geringste Zahl an Neuzugängen meldeten. Und ich habe mehrmals erlebt, wie ein junger Arzt mit überdurchschnittlich langer Liste an Neuzugängen in aller Öffentlichkeit gedemütigt wurde.

Mein Wissen um diese kleinliche zwischenmenschliche Buchhaltung beeinflusste mich bei einem meiner ersten Bereitschaftsdienste. Ich assistierte gerade im OP, als ich in die

Notaufnahme gerufen wurde, um mir eine Frau mit schmerzhaften Hämorrhoiden anzusehen. Als ich das Telefon aufgelegt und meinem vorgesetzten Facharztkollegen mitgeteilt hatte, wohin ich ging, lachte er leise. Ich deutete die Reaktion als den Hochmut eines vollkommen gefühllosen Chirurgen und zog den Schluss, dass sich ein Patient mit Hämorrhoiden noch keinen Platz auf der Liste der Neuzugänge oder in einem Bett auf der chirurgischen Station verdient hatte.

Deswegen war für mich das Schicksal von Gloria Mbele innerlich wohl bereits besiegelt, bevor ich sie überhaupt zu Gesicht bekam. Ich nahm meinen Eifer, den in der Hierarchie weiter oben stehenden Kollegen nachzuahmen, in mein Gespräch mit der Patientin mit – so wie ein Kind, das mit dem Schultyrannen dicke sein möchte, gemein zu anderen ist. Ich hatte mich der Frau mittleren Alters, die auf der Couch in der Kabine der Notaufnahme lag, kaum vorgestellt, da schilderte sie mir bereits ihre Beschwerden. Sie war gut in der Darstellung der Anamnese, gehörte zu den Patienten, die einem alle Fakten, die man kennen muss, im Zusammenhang und ohne große Abschweifungen mitteilen.

Mrs. Mbele litt seit der Geburt des ersten ihrer vier Kinder an Hämorrhoiden. Jahrelang hatte sie sich mit milden Symptomen arrangiert und ihre Beschwerden nie für so ernst gehalten, dass sie sie bei einem Arzt zur Sprache gebracht hätte. An dem Tag hatte Mrs. Mbele bei ihrer Putzstelle eine Extraschicht übernommen und war für eine kranke Freundin eingesprungen. Sie hatte ein zunehmendes Unwohlsein gespürt, das von ihren Hämorrhoiden herrührte, wie sie wusste, hatte aber nichtsdestotrotz weitergearbeitet und sich entschieden, das Angefangene zu beenden, danach aber sofort nach Hause zu gehen und ein Bad zu nehmen.

Bei sich daheim hatte sie entdeckt, dass ihre Hämorrhoiden auf Pflaumengröße angeschwollen waren. Sie konnte sie nicht mehr mit dem Finger in den Anus zurückschieben, so groß und wund waren sie geworden. Daraufhin hatte sie ihre Schwester angerufen und sie gebeten, sich um die Kinder zu kümmern, und war mit dem Bus in die Notaufnahme gefahren.

Ich notierte rasch ein paar Details der klaren Geschichte, die Mrs. Mbele mir erzählt hatte, und entschuldigte mich kurz, um mir Handschuhe und ein Lokalanästhetikum zu besorgen, damit ich sie untersuchen konnte. Als ich wieder in die Kabine kam, lag die Patientin bereits in der richtigen Position: auf der Seite, mit dem Gesicht zur Wand. Ihre Unterwäsche lag ordentlich gefaltet auf dem Krankenhaushocker, und sie hatte die hellblaue Einmaldecke über sich gezogen, damit ihre Scham bedeckt war, während sie auf mich wartete. Mit ihrer Haltung zeigte sie, dass sie mir vertraute, und das ging mir unerwartet nahe. Seltsamerweise musste ich an Rudyard Kiplings Gedicht über das Schmuggeln denken, wo es heißt: «Sieh zur Wand, mein Liebling, wenn die Herrn vorübergehen.»

Ich wandte mich wieder dem zu, was vor mir lag, und erklärte Mrs. Mbele, dass ich mir die Sache ansehen würde. Kleine Hämorrhoiden hatte ich im klinischen Unterricht schon beseitigt, und ich hoffte, dasselbe hier auch tun zu können.

Als ich die Decke hob, fiel mir als Erstes auf, dass meine Patientin die Knie zur Brust hochgezogen hatte, anders als die meisten Menschen, die instinkiv und aus Schüchternheit so viel wie möglich von ihrem Gesäß verbergen wollen. Hier erzeugte alles, was an die Hämorrhoiden stoßen konnte, offenbar so starke Schmerzen, dass Mrs. Mbele ihnen so viel Platz lassen wollte wie möglich. Vorsichtig die Gesäßbacken auseinanderziehend, sah ich sie. Insgesamt etwa pfirsichgroß, waren sie thrombosiert und lila. Wenn diese venösen Anomalien aus dem After hervortreten, werden sie vom engen Sphinktermuskel abgeschnürt. Daraufhin entsteht eine Schwellung, und die Hämorrhoiden werden extrem schmerzhaft.

Mrs. Mbele zuckte schon zusammen, als ich die empfindliche Masse nur berührte, und mir war sofort klar, dass die gute Tat darin bestanden hätte, die arme Frau auf die chirurgische Station aufzunehmen, sie über Nacht auf Eis zu setzen, ihr ein starkes Analgetikum zu verschreiben und am nächsten Tag wieder nach den Hämorrhoiden zu sehen, wenn sie wahrscheinlich schon erheblich geschrumpft waren.

Aber meine Patientin war nicht meine einzige Sorge. Ich erinnerte mich nur zu gut an die abschätzige Miene meines Vorgesetzten, als ich sagte, ich müsse mich um eine Patientin in der Notaufnahme kümmern, deren Problem banale Hämorrhoiden waren. Und ich dachte an die Chirurgenkonferenz am nächsten Vormittag, auf der man sich über mich lustig machen würde, weil ich die Frau aufgenommen hatte. Und daher beschloss ich schnell, dass ich Gloria Mbele nicht als Notfall aufnehmen würde, wenn es sich irgendwie umgehen ließ.

Blieb für mich nur noch das Problem, was ich meiner Patientin als anständiges Analgetikum gegen die Schmerzen anbieten konnte, die ich ihr gleich bereiten musste. Ich breitete die Decke wieder über sie und sagte, ich käme so bald wie möglich wieder. Verließ die Notaufnahme und fuhr mit dem Fahrstuhl nach oben auf die Entbindungsstation. Dort konnte ich eine Hebamme überreden, mir einen Kanister Entotox zu leihen, einen Cocktail aus Lachgas und Luft, der Gebärenden zur Beruhigung gegeben wird. Den Kanister aus dem Lift schleppend, betrat ich wieder die Kabine meiner Patientin.

Ich drückte mehrere Tuben Lokalanästhetikum aus, hob Mrs. Mbeles Decke und strich ihre Analmasse mit dem Gel ein. Nach diesem Beschmieren glänzte sie, und die Hämorrhoiden sahen riesig aus. Danach reichte ich Mrs. Mbele das Mundstück des Entotox-Kanisters. Ich brauchte ihr nicht zu erklären, was sie damit machen sollte. Sie habe eine Menge Erfahrung, sagte sie mit tapferem, bangem Lächeln.

Ich sammelte all meinen Mut und nahm die extrem empfindliche Schwellung in die Hand. Meine Patientin hatte das Mundstück des Gastubus im Mund, und das surrende Geräusch sagte mir, dass sie großzügigen Gebrauch davon machte. Ich hatte eine Hand um ihre Hämorrhoiden geschlossen und die andere auf ihrer Schulter in der Erwartung, das würde sie trösten, obwohl ich spürte, dass sie vor mir zurückwich.

In einer Hand spürte ich den nachlassenden Druck des thrombosierten Gewebes, in der anderen den bebenden Körper meiner Patientin. Nachdem die Masse wieder auf etwa die Pflaumengröße geschrumpft war, die Mrs. Mbele mir zuvor geschildert hatte, bewegte ich meine Hand auf ihren Anus zu. Ich war froh, dass ich so viel Narkose-Gel aufgetragen hatte, denn für das, was ich vorhatte, nämlich die Hämorrhoiden wieder dorthin zurückzuschieben, wo sie hergekommen waren, war ich auf gute Gleitfähigkeit angewiesen.

Die Hämorrhoiden waren inzwischen relativ klein, und ich schloss aus den ruhiger gewordenen Atemzügen meiner Patientin, dass sie keine extremen Schmerzen mehr hatte. Mit Zeige- und Mittelfinger als Schiene schob ich das erschlaffte Gewebe in Mrs. Mbeles Anus. Dann setzte ich mich, die halbe Hand noch warm in ihr, und wartete, bis die Hämorrhoiden vollständig geschrumpft waren. Dass sie wieder herausrutschten und die venöse Stauung abermals begann, war das Letzte, was ich wollte. Ich sah hinab auf mein Knie in der blauen OP-Hose, es zitterte.

Nach fünf Minuten in dieser Position zog ich die Hand heraus und deckte meine Patientin wieder zu. Trotz meines – äußerlichen – Erfolgs beschlich mich ein Unbehagen, ein Gefühl, das ich erst viel später als Scham identifizierte. Für den Moment jedoch schüttelte ich es ab und begückwünschte mich dazu, dass ich es Mrs. Mbele ermöglicht hatte, nach Hause zu ihren Kindern zurückzukehren. Ich erklärte ihr, ihre Hämorrhoiden seien reduziert, zumindest vorläufig. Ich gab ihr eine Tube Lidocain, ein Lokalanästhetikum, und sagte, sie solle es nach dem Baden am After auftragen. Dann machte ich ihr einen Termin in der Ambulanz eines unserer Allgemeinchirurgen. Gut möglich, dachte ich, dass sie zu einem späteren Zeitpunkt eine Hämorrhoidektomie benötigt.

Aufgenommen zu werden brauchte in dieser Nacht auch sonst niemand. Meine Patientenliste beschränkte sich auf ein nettes Blatt im A4-Format, und bei der Übergabebesprechung in der Chirurgie am nächsten Morgen merkte ich, dass die Chefärzte mit mir zufrieden waren. Mrs. Mbeles Name blieb nur mir im Gedächtnis, ihre Schmerzen ein wunder Punkt, ein abgetanes Ereignis, das, hoffte ich, mein Ansehen als Chirurgin verbesserte.

Das mit Gloria Mbele war beileibe kein Einzelfall. Binnen Monaten war ich vollauf damit beschäftigt, mir einen Ruf als vernünftige junge Chirurgin zu erarbeiten, die ihren Chefs keine unnötige Arbeit machte, keine langwierigen Stationsvisiten verursachte und nicht die schlimmste aller Schwächen zeigte: Rührseligkeit. Erst nach einem vollkommen zufälligen Erlebnis, das ich nicht einmal an meinem Arbeitsplatz hatte, begriff ich, dass mein Verhalten im allgemeinen Revierkampf falsch war.

Ich hatte eine Woche Urlaub in Amerika verbracht und war gerade mit dem Nachtflug nach London zurückgekehrt. Die Maschine war am frühen Morgen in Heathrow gelandet. Ich ging durch das Terminal, und als ich von dem einen Laufband auf die wenigen Meter Teppich trat, die es vom nächsten trennten, füllte sich der rechte untere Quadrant meines Sichtfelds mit dem Anblick eines Mannes, der rücklings auf dem Boden lag. Neben ihm befand sich ein Koffer, und zusammen bildeten sie eine monochrome Insel in der strukturierten Umgebung des Bodenbelags. Genau genommen bemerkte ich den Koffer sogar, bevor ich den Mann bemerkte, wohl weil das Auge auf Flughäfen in Bodennähe mit Gepäck rechnet.

Ich registrierte im Gehen also Koffer und Mann, und da das Stück Boden zwischen den beiden Laufbändern kurz war, hatte ich es rasch durchquert. Erst als ich den Fuß auf das zweite Laufband setzte, registrierte dieser Teil meines Gehirns, dass das Entscheidende in dem Arrangement nicht der Koffer war, sondern der Mann. Der nämlich war vollkommen reglos und blau.

Meine Wahrnehmung jedoch war stärker getrübt und langsamer als das, was sonst mit mir geschah. Meine Füße standen auf der geraden, tief gerillten Gummimatte des Laufbands. Die Hand, die nicht meine Tasche hielt, umfasste den breiten Handlauf aus Gummi. Die Bewegung des Laufbands trug mich von der Stelle fort, auf die mein Blick gefallen war und auf der ich mit dem geistigen Auge noch verharrte.

Bis ich ganz verstand, dass ich eben einen Toten gesehen hatte, der verlassen in Terminal vier des Flughafens Heathrow auf dem Boden lag, war ich physisch bereits weit von ihm entfernt, ungefähr fünfzehn Meter, und das, ohne einen einzigen Schritt gegangen zu sein. Ich war nicht von dem Mann fortgegangen, aber es war, als wäre ich es doch, als bedeuteten die vielen Male, die ich von Menschen fortgegangen war, dass ich nicht einmal mehr selbst die Füße zu bewegen brauchte, um es zu tun, als ob die historische Tatsache meiner Tendenz zum Davonlaufen bereits genügte, damit ich feige Abstand gewann, wohin ich auch ging.

Ich machte kehrt und rannte auf der Mattenfahrbahn in entgegengesetzter Richtung. Es wäre einfacher gewesen, zu warten, bis ich ans Ende des kurzen Laufbands gelangt war, und dann auf festem Boden zurückzugehen. Aber mit einem Mal brauchte ich das Gefühl, dass ich nicht fortgetragen wurde von der Szene, die jetzt in meinem Gehirn angekommen war. Ich wollte mich einmal als eine Ärztin erleben, die hinrannte, wenn jemand in Not war.

Ich brauchte mich nur an wenigen Menschen vorbeizuschieben und war wieder zwischen den beiden Laufbändern. Ich hatte meine Tasche zu dem Koffer gestellt, neben dem der Mann lag, dessen Reglosigkeit aussah wie geduldiges Warten, eine neue Chance. Von nahem betrachtet, sah er unzweifelhaft tot aus. Ich prüfte seinen Luftweg und stellte keine Blockade fest. Ich sah und horchte nach Atemgeräuschen und fühlte ihm den Puls. Es gab keine Lebenszeichen. Ich wusste nicht, wie lange der Mann schon dort lag, aber er wirkte so gefestigt in seiner Bewegungslosigkeit, und die Luft um ihn herum erschien mir so dicht, dass ich argwöhnte, er lebe womöglich schon einige Zeit, nicht mehr.

Mir blieb nichts anderes übrig, als einen Wiederbelebungsversuch zu unternehmen. Ich unterdrückte meinen Ekel bei der Aussicht auf diesen leblosen Kuss und begann mit dem Wechselspiel von Mund-zu-Mund-Beatmung und Herzdruckmassage, eine medizinische Notfallmaßnahme, die jeder Arzt kennt. Nichts von dem, was ich tat, zeitigte eine Wirkung. Die einzige merkliche Veränderung war der Schirm, den jemand um mich und meinen Schützling herum aufstellte. Es war ein Möbel wie in einem Boudoir, ein Ding, bei dem man damit rechnete, dass gleich von hinten Büstenhalter und Schlüpfer angeflogen kamen.

Den Schirm hatte ein junger Flughafenmitarbeiter aufgebaut, und er hatte mir auch einen automatischen Herzschockgeber gebracht, den sogenannten Annie-Defibrillator. Dieses Gerät kann jeder medizinische Laie bei jemandem anwenden, der einen Herzstillstand erlitten hat. Es liest die Herzrhythmen eines Patienten mittels Sensoren, die an der Brust angelegt werden, und eine Stimme sagt einem, wann der Patient den Stromstoß erhalten muss, der durch einfachen Knopfdruck ausgelöst wird.

Der Flughafenangestellte schloss das Gerät an die Brust des Patienten an und wandte sich mir zu. Ich fühlte mich wie eine Hochstaplerin, als ich dem hilfsbereiten jungen Mann, der ehrfürchtig zu mir aufschaute, sagte, ich sei Ärztin. Inzwischen war mir klar, dass ich zu spät gekommen war, um für den Mann noch irgendetwas wirklich Sinnvolles zu tun.

Ich folgte den Anweisungen der elektronischen Gerätestimme und schickte eine Reihe fruchtloser Stromstöße durch die Brust des Fremden, bis ein paar Minuten später einige Sanitäter eintrafen. Der Flughafenmitarbeiter packte das Gerät wieder zusammen, die Sanitäter verfrachteten den Toten. Ich nahm meine Tasche, trat hinter dem Schirm hervor und schloss mich den anderen Fluggästen an, die von dem einen Laufband zum nächsten gingen. Die wenigen, die mich gesehen hatten, beäugten mich neugierig, aber nach ein paar Metern auf dem Band verlor ich meine Besonderheit und wurde wie alle anderen auch.

Kurz bevor ich das Ende des zweiten Laufbands erreicht hatte, das ich nun zum zweiten Mal an diesem Morgen entlanggefahren war, tippte der junge Flughafenmitarbeiter mir japsend – er war gerannt, um mich einzuholen – auf die Schulter. Sein Vorgesetzter hatte ihn geschickt, meinen Namen und meine Anschrift zu erfragen, vermutlich für ihre Unterlagen. Ich war inzwischen schon darüber hinweg, und so kamen mir die hervorgesprudelten Worte des Mannes – «Ich hab ihn gesehen, als sie ihn in den Rettungswagen gelegt haben, ich bin sicher, er hat sich bewegt. Ich glaube, Sie haben ihm das Leben gerettet» – zusammenhanglos und unwahrscheinlich vor.

Drei Tage später erhielt ich einen Dankesbrief vom Flughafen und ein kostenloses Hin- und Rückflugticket zu einem beliebigen Zielort auf der Welt. Eine großzügige Anerkennung für das wenige, was ich getan hatte. Ich verwendete das Ticket für einen wunderschönen Urlaub in der Karibik, hatte aber ständig das Gefühl, es sei mehr, als ich verdient hatte. Ich hatte mich ja nur verhalten, wie ich es sollte. Und wie ich es in der Vergangenheit oft nicht getan hatte.

Bei der Feier aus Anlass des erfolgreich abgeschlossenen Medizinstudiums sprach der Dekan in seiner Rede vor meinem Studienjahr über die Pflichten des ärztlichen Berufsstands, in den wir jetzt eintraten. Ich weiß noch, dass er als schönstes Privileg unseres Berufs bezeichnete, uns in Augenblicken ihres Lebens um Menschen kümmern zu dürfen, in denen es in großer Gefahr war. Ich weiß auch noch, dass ich dachte, das verstehe sich eigentlich von selbst.

Aber es verstand sich nicht von selbst. In den ersten Jahren meiner chirurgischen Ausbildung habe ich meine Interessen oft vor die meiner Patienten gestellt. Entweder weil ich glaubte, so in meiner Karriere voranzukommen, oder weil ich fürchtete, sonst als Schwächling dazustehen. An dem Tag auf dem Flughafen, als ich helfen wollte und es nicht konnte, dachte ich an meine Abschlussrede zurück und begriff, dass ich ihren wesentlichen Gehalt vergessen hatte. Noch wichtiger, als Chirurgin zu sein, ist es, Ärztin zu sein. Und das Allerwichtigste bei dieser Arbeit ist, die Interessen derjenigen zu verfolgen, um die zu kümmern man sich glücklich schätzen darf.

NOTFÄLLE

Das vielleicht aufregendste halbe Jahr, das ein Arzt im Praktikum während seiner Ausbildung durchläuft, ist das in der Notaufnahme. An Katastrophen herrscht kein Mangel, die Erkrankungen sind gravierend, die erschütternden menschlichen Erlebnisse von Gewicht. Am meisten zu denken aber gab mir mein nach den ersten dort verbrachten Arbeitstagen entstandener Eindruck, dass alle, die in die Notaufnahme kamen, dort etwas verloren. Manche verloren einen geliebten Menschen, manche ihr eigenes Leben. Es gab Suizidversuche von Menschen, die die Zuversicht verloren hatten. Es gab Unfälle, die zum Verlust von Gliedmaßen führten, unvorhergesehene Ereignisse, den zum Ausfall von Körperfunktionen oder zum Verlust der Schönheit führten. Es gab Erkrankungen, die so schwer waren, dass sie einen kompletten Persönlichkeitsverlust nach sich zogen. Mit der Zeit wurde die Notaufnahme für mich so etwas wie eine Abflughalle, in die die Patienten gekommen waren, um sich von jemandem oder von etwas zu verabschieden, oft ohne Zeit und Ruhe, unangekündigt und in der Regel gänzlich unvorbereitet.

Aus dieser Parade von Verlusten ragt in meiner Erinnerung der stille Fall von Cheyenne heraus. Auf ihrer Notfallkarte, oben von dem nie kleiner werdenden Stapel genommen, stand ‹Blutung per vaginum, Kabine drei›. Einsam und verlassen saß Cheyenne in dem knapp vier Quadratmeter großen Raum, der von dem Treiben der restlichen Abteilung nur durch eine dünne Trennwand und einen Vorhang abgeteilt war. Sie trug ein Klinikhemd, auf dessen Vorderseite in kleiner Schrift der Name des Krankenhauses aufgedruckt war, in diagonalen Zeilen, jeweils eine gelb und eine braun, wie bei einer Strafarbeit in der Grundschule. Cheyenne trug eine dicke Schicht Make-up, und ich dachte, wie alt ich doch war, verglichen mit ihr. Ihre Haare waren unvorteilhaft blond gefärbt, und sie trug große Creolen in den Ohren, bis zu den Füßen hatte die Mühe aber offenbar nicht gereicht, denn sie waren schmutzig, die Zehennägel nicht geschnitten und grau.

Ich begrüßte sie mit einem kumpelhaften «Hi» und hoffte, mich damit auf ihre Ebene zu begeben. Dann nahm ich ihr Blut ab, setzte dafür eine Kanüle in eine Armvene ein, für den Fall, dass sie eine Transfusion benötigte, schloss einen Tropf daran an und gab ihr schon mal etwas Flüssigkeit. Schließlich setzte ich mich zu ihr und hörte mir ihre Geschichte an.

Meine Patientin war sechzehn Jahre alt und in der zwölften Woche schwanger. Die Schwangerschaft war ungeplant, aber nicht unerwünscht, sah man davon ab, dass Cheyennes Mutter so wütend geworden war, dass sie ihre Tochter rausgeschmissen hatte. Cheyenne hatte die letzten Wochen bei den Eltern ihres Freundes gewohnt. Die Blutung hatte am Nachmittag während ihrer Schicht im Supermarkt angefangen. Im Verlauf der letzten Stunde hatte sie ihre Binde fünfmal gewechselt.

Sie war allein, als sie mir ihre Geschichte erzählte. Ihr Freund, sagte sie, würde kommen, wenn er bei der Arbeit Schluss hatte. Anfangs war sie ruhig und gefasst, fühlte sich bald aber unwohl und klagte schließlich über starke Schmerzen in der Beckengegend. Ich sagte, ich müsse nachsehen. Ich zog mir Handschuhe an und bemühte mich, das Tablett mit den Instrumenten, das ich mitgebracht hatte, mit meinem Körper zu verdecken. Ich packte ein Gynäkologiebesteck aus, das sich in seinem grünen Sterilpapier wie ein nettes Geschenk ausnahm. Das Metalltablett und die Instrumente darauf sahen dagegen unangenehm aus, auf dem Boden des Tabletts lag eine gelöcherte Platte, durch die das Blut nach unten ablaufen konnte, sodass die Utensilien nicht beschmutzt wurden.

Cheyenne lehnte sich zurück, und ich schwenkte die an der Wand befestigte Gelenkleuchte so herum, dass der Lichtkegel in die junge Frau hineinleuchtete. Sie hatte, ohne dass ich ihr das zu sagen brauchte, die Knie auseinanderfallen lassen, die Füße aber zusammengelassen, und irgendetwas daran machte mich traurig. Ich hatte schon eine wattierte Unterlage, ähnlich den Einmal-Unterlagen, die man beim häuslichen Windelwechseln verwendet, unter das W ihres Gesäßes gelegt. Zuerst stellte ich nur fest, dass Blut aus ihr austrat. Ich war dicht genug dran, um die kleinen Partikel zu sehen, die heraus auf die weiße Unterlage flossen.

Ich erklärte dem stoisch blutenden Mädchen, was ich vorhatte, führte ein glänzendes Metallspekulum in ihre Vagina ein und drehte die Metallschraube, sodass die beiden gebogenen Blätter ihre Vagina entfalteten. Blut ergoss sich aus ihr. Wenn das noch lange so weiterging, würde ich Cheyenne in den Schockraum verlegen müssen, in den man Patienten bringt, wenn man vermutet, dass Lebensgefahr besteht. Aber vorher musste ich noch etwas tun, was hoffentlich helfen würde.

Ich wollte mir das Ostium uteri ansehen. Das ist der äußere Muttermund, die Öffnung, die von der gut zugänglichen Vagina in die weniger leicht zugängliche Gebärmutter führt. Wenn eine Frau eine Fehlgeburt erleidet, kommt es vor, dass der Zugang durch verklumptes Blut offen gehalten wird, und dies wiederum verursacht dann weitere Blutungen und

Schmerzen. Ich hatte gelernt, dass eine Säuberung des äußeren Muttermunds die Situation verbessern kann.

Cheyenne zitterte am ganzen Körper, und sie weinte. Ich lenkte den Lichtstrahl noch tiefer in sie hinein und sah, dass der Muttermund tatsächlich von Gewebe aufgehalten wurde, einem Stück – medizinisch mit dem kältesten aller Wörter bezeichnet – «Material». Ich griff nach der längsten Zange in der Packung. Zu meinem Bedauern schepperte es stählern, als ich sie zwischen den anderen Instrumenten aus der Packung zog. Man hält die Zange mit Daumen und Zeigefinger in der Hand wie eine Schere, und ihre langen Blätter wölben sich erst nach außen und vorn wieder nach innen in zwei kleinen Kreisen, die sich verklammern.

Ich erläuterte Cheyenne, dass ich versuchen wollte, ihre Schmerzen und ihre Blutung zu stillen, und schob die Hand in sie hinein. Ich hielt Daumen und Zeigefinger so, dass sich die Zange sacht um das Gewebe schloss, das aus ihrem Muttermund herausragte. Ich zog in der Erwartung, der Klumpen werde sich lösen und der Muttermund sich schließen. Doch stattdessen machte Cheyenne ein Geräusch, als presse sie, und bewegte sich auch so, und eine dunkle Masse, so groß wie eine Pampelmuse, trat aus ihr hervor, glitt durch den kurzen Tunnel der Vagina und entleerte sich auf die untergelegte Matte.

Ich war entsetzt. Mir war elend, ich war in höchster Unruhe und wusste nicht, was ich tun sollte. Cheyenne hatte den Kopf zurückgeworfen vor körperlicher Erleichterung, und ich war froh, dass sie mein Gesicht nicht sehen konnte – es hätte keinen guten Anblick geboten. Ich sah nach unten. In der Blutlache, die sich auf der gesteppten weißen Unterlage immer weiter ausbreitete, sah ich die Gestalt eines Säuglings: Kopf, Arme, Beine, Rücken. Ganz zusammengerollt.

Automatisch schlug ich sacht eine Seite der Unterlage über die Masse und trat, die blutige Zange noch in der Hand, die zwei Schritte zurück, die ich brauchte, um bis zum Vorhang zu gelangen. Ich wollte Cheyenne nicht den Rücken zukehren, denn sie sollte nicht sehen, was ich gesehen hatte. Ich steckte den Kopf zum Vorhang hinaus, klemmte mir den groben Stoff unters Kinn, sodass nur mein Gesicht hervorschaute. Ich benötigte dringend eine Krankenschwester. Zwei mit mir befreundete Kollegen machten sich an der Zentralstation Notizen, keinen Meter von meinem Standort entfernt. Ich weiß noch, dass ich dachte, wie seltsam die Notaufnahme doch war mit dem vielen Blut, jeder Fall eine Welt für sich und alle auf so engem Raum zusammengepfercht. Der eine Kollege sah bestürzt auf, als er mich bemerkte. «Was brauchst du?» «Eine Schwester», sagte ich und zog den Kopf wieder zurück.

In dem kurzen Moment, den ich Cheyenne aus den Augen gelassen hatte, hatte sie sich aufgerichtet. Ihre Beine waren noch gespreizt wie zuvor. Sie hatte die Ecke der Unterlage zurückgeschlagen. Überall war Blut, aber das schien sie nicht zu sehen, oder es war ihr egal. Ihr Gesicht war trocken, und sein Ausdruck war unglaublich lieb. Mit dem Zeigefinger berührte sie die blutige Masse, die vor ihr lag, mit äußerster Behutsamkeit, richtete ihren jungen Blick dann auf mich und sagte: «Mein Baby.»

Dann kam eine Krankenschwester mit einem Tablett und hob die Unterlage mit ihrem Inhalt vorsichtig darauf. Hinter ihr stand der diensthabende Gynäkologe, den einer meiner Kollegen wohl für mich gerufen hatte. «Ich übernehme das», sagte er. Und dann war auf einmal Cheyennes Freund da, und ihre Teenagergesichter verschwanden in einer festen Umarmung, und mir war klar, dass meine Chance, etwas Sinnvolles zu ihr zu sagen, vorbei war. Ich verließ die Kabine, um mich umzuziehen und mich um den nächsten Patienten zu kümmern. Ich habe mich immer gefragt, wie diese Reste wohl entsorgt wurden.

Zehn bis fünfzehn solche Dramen spielten sich während einer üblichen Zwölfstundenschicht in der Notaufnahme ab. Doch auch wenn der Strom der Arbeit nie abriss, so standen diese schrecklichen Fälle doch isoliert nebeneinander. Die Menschen gingen nach Hause oder starben, oder sie wurden in einen anderen Bereich des Krankenhauses gebracht und dort von Ärzten gründlich versorgt, die nach und nach erfuhren, in welchem größeren Zusammenhang das anfängliche schockhafte Ereignis stand, das den Patienten in die Notaufnahme geführt hatte.

Die Patienten, die ich hier sah, bildeten das zufällige Element meiner ansonsten durchstrukturierten Tage, der Fahrten mit dem Rad zur und von der Arbeit, dem ständigen Hin und Her zwischen schmutziger und wieder frischer Kleidung. Nach einer Weile war ich zermürbt. Fühlte mich leer. Niedergeschlagen von so viel Verlust und Scheußlichkeit. Das Grauen der Betrunkenen, die neongrelle Schrecklichkeit von aus dem Ruder gelaufenem Leben. Und alles das spielte sich ab vor dem immer farbloser werdenden Hintergrund meines eigenen Lebens.

Uns Ärzte hatte das Schichtsystem der Notaufnahme aus normalen Tagesabläufen herausgerissen, ein Leben außerhalb der Medizin fand kaum statt. Unsere Wochenenden und Abende gehörten selten uns selbst, freie Tage hatten wir in der Regel dann, wenn unsere Bekannten arbeiteten. Wir hatten alle das Gefühl, unser Leben hänge in der Schwebe. Beziehungen zu Menschen außerhalb der Arbeit gingen zu Bruch und wurden durch kurzlebige neue aus unserem geschlossenen Kreis ersetzt.

Ringsum allenthalben Erschütterungen, auch in einem viel wichtigeren, weltweiten Maßstab. In New York wurden die Twin Towers angegriffen, und am vergleichsweise marginalen Ort unserer Notaufnahme beobachteten wir etwas in der Geschichte der Abteilung Einmaliges: Alle Patienten gingen nach Hause. Wir Ärzte saßen in dem leeren Warteraum und verfolgten das Geschehen auf dem Fernsehschirm: In der am stärksten frequentierten Notaufnahme von ganz London war niemand, den wir behandeln mussten.

Vielleicht entstand durch alles das zusammen in mir das Bedürfnis, meine Arbeitswelt in optimistischerem Licht zu sehen. Denn ungefähr nach der Hälfte meiner Zeit in der Notaufnahme sah ich die vielen Verluste und die schlimmen Schicksale nicht mehr, sondern achtete viel stärker auf Dinge, die mich mit dem ganzen Chaos versöhnen konnten. Ich registrierte den Moment der Freundlichkeit in den Szenen der Gewalt, kleine Schnipsel des Guten, die sich im Schlechten erhalten hatten, die bescheidenen Erfolgserlebnisse, die in der Flut der hoffnungslosen Fälle immer wieder auftauchten. Und besonders beeindruckte mich inmitten des vielen Unglücks der menschliche Drang nach irgendeiner Form von Gemeinschaft, nach Aussöhnung, nach einer Zuflucht.

In dem Leben, das mir zuvor unvollständig und arbeitslastig vorgekommen war, bildeten sich Muster heraus. Es gab Muster der klinischen Darstellung von Erkrankungen, Fälle, bei denen andere, bereits gesehene Fälle wieder anklangen: der Oberschenkelhalsbruch einer alten Dame, der junge Mann mit der Ureterkolik, rektale Blutungen und blutbeschmierte Betrunkene, fiebernde Kinder und unverschämte Erwachsene. Eine weitere Konstante war meine eigene Funktion in der Abteilung, obwohl das vielleicht nur eine leichte Beruhigung war. Ich weiß noch, wie ich eines Tages betrübt eine der erfahrensten Schwestern aus der Notaufnahme fragte: «Muss ich mich hier jeden einzelnen Tag als Fotze anreden lassen?» Worauf sie erwiderte: «Seien Sie froh, dass Sie nicht fette Fotze genannt werden.»

Wir Ärzte bildeten inzwischen ebenfalls eine enge Gemeinschaft, inklusive der komischen Käuze und Gruppendynamiken, wie es sie überall gibt. Im selben Maße, wie die Notaufnahme für uns Ärzte gemeinschaftsstiftend wirkte, war sie auch, wie ich feststellen sollte, für viele Arbeitslose aus der Gegend ein Zuhause. Der Warteraum, mit neuem Teppichboden, bequemen Stühlen und einem Plasmafernseher ausgestattet, war komfortabel. Jeden Tag versammelte sich hier eine Gruppe von Männern, die sich als Patienten gerierten, vor allem, wenn ein wichtiges Sportereignis im Fernsehen übertragen wurde. Sie suchten sich die besten Plätze und schoben ihre mit Bier gefüllten Reisetaschen unter sich. Einmal sah ich sogar einen genau zum Zeitpunkt der Essensausgabe ins Haupthaus rennen; kurz darauf saß der Mann mit einer warmen Mahlzeit auf dem Schoß und einer Dose Bier hinter dem Stuhlbein versteckt wieder an seinem Platz.

Die Männer vermittelten den Anschein, als gehörten sie hierher; hier waren sie zu Hause. Ich sah sie jeden Abend, wenn ich ins Krankenhaus kam oder nach dem Dienst ging. Ich schob mein Fahrrad durch den Warteraum, und da saßen sie. Eines Abends tat ich genau das, wollte nach Hause, Helm schon auf, Anorak schon an, Leuchtstreifen an Knöcheln und Brust. Mit einem Mal baute sich einer der Männer vor meinem Rad auf und stellte sich mir in den Weg. Er hatte sich das Vorderrad zwischen die Beine geklemmt und hielt den Lenker mit den Händen, schaute mich von so nahem an, dass ich die Poren in seinem Gesicht sah, und sagte: «Na, wo soll's denn hingehen, Frau Doktor?» Ich glaube nicht, dass das scherzhaft gemeint war. Vielleicht war die Vorstellung, dass einer von uns noch etwas anderes hatte, wo er hingehen konnte, einfach zu viel.

Hauptsächlich aber sah ich bei allen Fällen, so individuell sie auch waren, einen Wunsch oder sogar Drang nach Gemeinschaft. Vor meinem geistigen Auge sind die Kabinen in der Notaufnahme wie die Zimmerchen in einer Puppenstube, in der sich das Gute und der geordnete Zustand dem Unglück und den Missgeschicken entgegenstemmen. Jungs, die mit Messern aufeinander losgegangen waren, kamen mit den gegenseitig zugefügten Schnittverletzungen herein und gingen als Freunde hinaus. Selbstverletzer kamen, um einmal eine normale Unterhaltung zu führen und um ihre Wunden genäht zu bekommen. Familien merkten, dass man einander doch liebte, auch wenn es nur von kurzer Dauer war, weil der Tod an die Tür klopfte. Und andere, noch konfusere Umstände.

Ich saß in der Zentralstation und machte mir Notizen zu einem Patienten, neben mir der Monitor der Videoüberwachung, auf dem ich in den geschützten Psychiatrieraum sah, ein abseits des Hauptbereichs gelegenes Zimmer mit einer Tür für Patienten in gefährlichen psychischen Akutzuständen einer Erkrankung. Ich sah eine Frau, eine Schwarze, in der unteren linken Ecke des Monitors kauern. Sie hockte dort wie jemand, der nach dem Absprung vom Brett gleich mit einer Bombe im Wasser landet: die Arme um die hochgezogenen Knie geschlungen, den Kopf auf die Arme gelegt.

John, mein Freund und Kollege, war ebenfalls in dem Raum, wo er herauszufinden versuchte, warum die Frau in derselben Haltung im Gang eines Supermarkts – dort war sie gefunden worden – gekauert hatte und warum sie weder hatte sprechen noch sich hatte wegbewegen wollen, doch ihn sah ich nicht. Ich hörte nur, wie er mit seinem nordenglischen Akzent auf die Frau einredete, sich bemühte, ihr etwas zu entlocken. Ich sah abwechselnd auf meine Notizen und wieder hoch, zur Seite auf den Bildschirm, wenn ich gedanklich etwas formulierte, und zum Schreiben wieder auf mein Blatt. Dann sprang die Frau auf, und Johns Hinterkopf erschien als verschwommener Fleck auf dem Monitor. Er hatte einen Schritt vorwärts gemacht und hielt die Arme ein wenig vor sich. Ob vor Überraschung in einem Selbstschutzreflex oder weil er sie trösten wollte, konnte ich nicht sagen.

Als Nächstes zog die Frau ihren Pullover aus. Danach zog sie unbeholfen an ihrer Hose, die um die Knöchel eng war und sich an ihren Schuhen verfing, sodass die Frau sich mit einer Hand an der Wand abstützen musste. Die fleischige Masse ihrer Mitte schwabbelte, als sie sich unter Mühen die Schuhe von den Füßen zog, damit sie die Hose herunterbekam. Nach dieser kleinen Verzögerung waren alle anderen Sachen ratzfatz abgelegt. Und dann zeigte der Monitor eine nackte Frau, die auf die Kamera zukam, obwohl sie genau genommen natürlich nicht auf die Kamera zukam, sondern sich der Stelle näherte, an der John stand. Nun hörte ich, wie sie mit kratziger, in ihrer Not fast männlich klingender Stimme wieder und wieder «Fick mich» hervorstieß, erst leise, dann immer lauter, die Betonung auf dem Pronomen ihres verlorenen Ichs: «Fick *mich*, Doktor, fick *mich*, fick *mich*!»

Das Stück von Johns Hinterkopf, das ich kurz auf dem Monitor gesehen hatte, war jetzt unsichtbar, und ich vermutete, dass er wieder einen Schritt zurückgegangen war und sich womöglich mit aller Kraft an die feste Wand hinter sich presste. Ich spürte jemanden hinter mir atmen, fuhr zusammen und blickte auf, als ein Krankenpfleger unter meine Beine langte und eine blaue Krankenhausdecke aus dem neben mir stehenden Schrank zog. Der Pfleger ging zu dem geschlossenen Raum, verließ die Wirklichkeit vor meinen Augen und erschien gleich darauf im schwarz-weißen Hinterland des Monitorbilds, wo er selbstsicher auf die aufgelöste Frau zuschritt, deren elementarstes Bedürfnis, was sie auch verloren haben mochte, das nach Gesellschaft, nach menschlicher Gemeinschaft, nach Wiedergutmachung von Unglück im warmen Arm eines anderen Menschen war. Die grobe Decke umhüllte sie sanft, und die Tür ging wieder auf und ließ John hinaus.

Zeugin für das unauflösliche menschliche Bedürfnis des Menschen nach einem Du war ich auch, als ich zum ersten Mal das Opfer eines Überfalls zu versorgen hatte. In der Notaufnahme stand eine komische alte Arztlampe, vergleichbar den Leuchten, die man auf einem Filmset findet. Von einem Gestell schaute als Schirm eine große schwarze Sonnenblume herab, die sich schwenken ließ, sodass der Arzt die grelle, brummende Lichtquelle auf jeden Punkt richten konnte, der hell ausgeleuchtet werden musste. Die Beweglichkeit des großen Lampenschirms erinnerte auf beunruhigende Weise an einen Kopf: an ein freundliches Gesicht auf einem dazu passenden Hals.

Jemand hatte diese Lampe in die Kabine zu der Patientin gestellt, die ich untersuchen sollte, vielleicht zum Ausgleich dafür, dass es sich um eine besonders kleine Kabine handelte, in der keine Liege stand. Als ich hineinging, war ich verblüfft über den seltsamen Anblick: Eine junge Frau saß auf einem Hocker, das neugierige Licht der schwarzen Lampe auf ihrem Gesicht. Der Lichtschein war so grell, dass ich weder die Farbe ihres silbrig glänzenden Haars noch die ihrer Haut ausmachen konnte. Reglos saß sie da. Eines aber sah ich in dem krassen stummen Stillleben genau – die Frau hatte dem Drama wohl nicht widerstehen können, denn sie saß ganz lässig und gerade und ließ sich die Liebkosung durch das Licht ohne Widerstreben oder Scheu gefallen –: Deutlich ausgeleuchtet sah ich den Abdruck eines Schuhs auf ihrem Gesicht. Jemand hatte ihr ins Gesicht getreten.

Wie ein Gesicht, auf dem irgendetwas so einen Abdruck hinterlassen hatte, so wenig beschädigt sein konnte, kapiere ich nicht. Die Frau wirkte nicht unglücklich und war nicht an einer Unterhaltung interessiert. Sie war einsilbig. Wollte ihre Geschichte nicht erzählen, die aber trotzdem herauskam und darin bestand, dass sie ihren Freund geärgert hatte, woraufhin er sie umgestoßen hatte und ihr mit dem Stiefel aufs Gesicht getreten war.

Mir ist aus dieser Begegnung ein Triptychon von Eindrücken geblieben: wie die Frau aussah, als ich hineinging; wie es sich anfühlte, ihr Gesicht mit sterilen Tupfern zu reinigen, um eventuelle Steinchen von dem Schuh zu beseitigen. Während ich das tat, schaute ich mir die Trittspuren genau an. Staunte, wie deutlich und regelmäßig sie waren. Als ich darüberstrich, spürte ich durch den Tupfer hindurch das Auf und Ab von tiefer eingedrückten Spuren und unberührt gebliebenen erhöhten Zwischenräumen. Auf einmal hörte ich im Geist das Geräusch von einem Gitterrost an einer Viehweide, über das man mit dem Auto fährt, so etwas wie takatakataka.

Auf meinem dritten Schnappschuss ist zu sehen, dass der Freund kam, ihre Augen sich mit Tränen der Erleichterung füllten und die beiden sich umarmten. Er gab den großzügigen Dulder, wohingegen sie sich betont zurückhielt. Er sagte: «Tut mir leid, Kleines, wirklich.» Und sie sagte: «Mir tut es auch leid.» Die beiden fassten es offenbar als Scherz auf, als ich ihr die Hilfe eines sozialen Dienstes anbot. Als einen

Scherz, der sie so belustigte, dass sie noch darüber lachten, als sie zusammen die Notaufnahme verließen und händchenhaltend in ihr Leben zurückkehrten.

Diese beiden Frauen, die Psychiatriepatientin und das Misshandlungsopfer, sind wohl kaum romantische Heldinnen. Und ehrlich gesagt ist ihr impulsives Grapschen nach menschlicher Zuwendung doch erbärmlich. Wenn ich die Dinge unbedingt in diesem Licht sehen wollte, so glaube ich heute, lag das vielleicht eher daran, dass ich etwas brauchte, um weiter meine Arbeit tun zu können, als daran, dass die Einsichten besonders herzerwärmend gewesen wären, die ich hier, in der extremsten Umgebung überhaupt, der Notaufnahme, in die Natur des Menschen gewann.

EHRGEIZ

Wenn man einmal das Strahlen des Bluts gesehen hat, das aus einem feinen chirurgischen Schnitt hervorquillt, empfindet man in der Natur nichts mehr als leuchtend. Daran muss ich denken, als ich mich an mein Frühstück aus weichgekochten Eiern, Bohnen, Speck und Toast setze. Deftige Genüsse für einen Tag, um den man manches geben würde, weil für heute nur ein Fall angesetzt ist, hinter dem alles andere auf dem OP-Plan zurückstehen muss: eine Hemiglossektomie mit Halsdissektion und Rekonstruktion mit einem radialseitigen Hautlappen des Unterarms. Ich freue mich auf diese Herausforderung und die Aussicht auf Drama, Gefahr und Heilung, meine chirurgischen Ideale. Aber mir ist auch unwohl. Ich werde das Gefühl nicht los, dass meine Hochstimmung nicht in Ordnung ist, dass ich der Patientin gegenüber nicht ganz aufrichtig gewesen bin.

Ich lernte Mrs. Macnamara bei einer Kontrolluntersuchung in der Kopf-Hals-Tumorsprechstunde kennen. Bei der Durchsicht ihrer Patientenakte erfuhr ich: Sie ist starke Raucherin, trinkt gern Bier und hatte ein Tonsillenkarzinom rechts, dessen Behandlung – Chemotherapie und Bestrahlung – vor drei Jahren abgeschlossen wurde. Zur Nachsorge ist sie regelmäßig, aber widerstrebend erschienen. In den Schreiben der behandelnden Ärzte ist keineswegs die Rede von einer «netten Dame»; mir schien eher, die Ärzte waren etwas vergrätzt. Zwischen Hinweisen auf klinische Details klingen immer wieder Vorhaltungen über das Rauchen und Trinken an.

Ich bin auf eine derbe, mit allen Wassern gewaschene Frau eingestellt, auf einen Menschen, dem missfällt, wofür ich stehe, eine Patientin, bei der ich mich offenbar lieb Kind machen muss. Ich höre, wie die Schwester Mrs. Macnamaras Namen aufruft, und kurz darauf leise Schritte im Korridor. Die Person, die hereinkommt und mir gegenüber Platz nimmt, schaut schüchtern und lächelt. Sie ist in den Fünfzigern, sieht aber kindlich aus in einem viel zu großen Footballshirt, hat herabfallende Schultern und eine füllige Mitte. Ihr Gesicht ist seltsam unbeschwert, es liegt nichts Erwachsenes in ihren Zügen. Sie erinnert mich an Frau Tiggy-Wiggel, die Igelin bei Peter Hase.

Die Untersuchung verläuft planmäßig, nach einem Schema, das individuell variiert, wobei im Gespräch eine Reihe von Punkten abgeklopft werden. Essen, Schlucken, Sprache, das alles ist ohne Befund – keine lokalen Rezidive. Der Hals knötchenfrei – keine sichtbare regionale Ausbreitung. Zwar sparsam mit Worten, ist Mrs. Macnamara trotzdem hilfsbereit und durchweg angenehm. Erst als ich mir die Stirnlampe aufsetze und zur eigentlichen Unterschung von Kopf und Hals komme, mit dem Mund und dem Rachen beginne, wird meine Patientin spürbar zappelig. Ich habe mein Metallspekulum auf eine große geschwürige Stelle auf der rechten Seite ihrer Zunge gelegt.

«Tut das weh?», frage ich. Dabei geht es mir nicht darum, dass sie bejaht, was ich sowieso sehe, sondern ich möchte, dass sie mir etwas über die Stelle sagt, die ich entdeckt habe. «Och, die kleine Pustel.» Es sind muntere Worte, aber ihre Stimme klingt angestrengt. Mrs. Macnamaras Gesicht ist jetzt gerötet und feucht, und sie hat einen leichten Tremor. «Och, die stört mich nicht weiter.» Die Leugnung ist beherzt und berührt mich. In Anbetracht dessen, wie unangenehm noch das kleinste benigne Geschwür sein kann, weiß ich, dass das im Mund dieser Frau siedelnde Karzinom unerträglich schmerzhaft sein muss.

In mein Mitgefühl mischen sich weitere, stärkere Emotionen: Erregung, Vorfreude, ein klein wenig Stolz. Neu in der Kopf-Hals-Chirurgie, komme ich mir noch grünschnäbelig vor und bin unsicher in meinen Fähigkeiten. Ich tue mich oft schwer damit, auf meinem Recht zu «schneiden» zu bestehen, während andere Chirurgen es als einen Sport sehen, so viel Erfahrung wie möglich zu sammeln. Daher gibt es mir einen kleinen Kick, dass ich eine Diagnose gestellt habe, dass meine gierigen Augen ein heimtückisches Karzinom erspäht haben, das sonst übersehen worden wäre. Mein Chef wird beeindruckt sein, und ihm zu gefallen ist der sicherste Weg zum Skalpell.

Die Abteilung für Kopf-Hals-Chirurgie ist bestens dafür gerüstet, dass hier Tumore entdeckt werden. In Protokollen, die schnell zur Hand sind, kann man genau nachlesen, wie es weitergehen soll: eine Biopsie, ein MRT-Scan, eine Fallbesprechung, die Behandlung. Leere Seiten im Terminkalender einer chirurgischen Sekretärin warten auf den Namenszug von Mrs. Macnamara; ein paar Meter neben uns steht ein sperriger Scanner, bereit, den Grad ihrer Erkrankung zu ermitteln und abzubilden; jede Menge allgemeinmedizinische und chirurgische Chefärzte wetteifern mit bombastischen Therapien. Von mir wird nicht mehr verlangt, als meine Patientin durch diesen feststehenden Ablauf zu begleiten. Nach kurzer Rücksprache mit meinem Chef, der meine Hoffnung bestätigt, dass der Tumor so liegt, dass man ihn operieren kann, erkläre ich Mrs. Macnamara, dass wir unter Vollnarkose Röntgenaufnahmen und eine Biopsie ihrer Zunge machen müssen. Mit einem Nicken zeigt sie mir zwar, dass sie das verstanden hat, aber unser bisher freundliches Miteinander hat einen Knacks bekommen, und wir sind nicht mehr auf derselben Spur. Diese Verschiebung ist mir unangenehm, aber ich will mich damit erst wieder befassen, wenn wir eine endgültige Diagnose haben.

Eine Woche später, nachdem der Patientin die Gewebeprobe entnommen wurde, ist es so weit. Mein Chef ruft mich dazu, damit ein vertrautes Gesicht dabei ist, wenn er Mrs. Macnamara eröffnet, dass ihr Krebs zurückgekehrt ist. Er ist ein liebenswürdiger Chirurg, aber mit einem Hang zu großen Worten; ich glaube, es kommt ihm gar nicht in den Sinn, dass sein Vorschlag, zu operieren, Angst auslösen kann; er bemerkt, meine ich, gar nicht, wie glasig die Augen der Frau sind, die angesichts seiner schlechten Nachricht und seiner vereinnahmenden Art teilnahmslos den Kopf senkt.

Er erläutert ihr in groben Zügen, was mit ihr geschehen wird: Ein Krebs ist da, der muss entfernt werden. Heute ist ein Glückstag, denn dass es Heilung gibt, steht fest. Ein Facharzt für plastische Chirurgie wird hereingebeten, und auch er ist optimistisch: Den Krebs herauszuschneiden bedeutet nicht, dass sie hinterher an der Stelle ein grässliches Loch haben wird, sie hat ja Ressourcen, sie hat einen wunderbaren Körper, der Fleisch von einer Stelle für eine andere spenden kann. Die Männer kommen richtig in Fahrt bei der Aussicht auf eine erfreuliche Operation, sie werden geradezu generös. Mrs. Macnamara sieht immer wieder zu mir herüber, und wenn mich jemals ein Mensch flehentlich angeschaut hat, dann sie. Ich spüre, dass sie mich bittet, die weitere Ausmalung dieses großen Bildes zu beenden, dazwischenzugehen und behelfsweise etwas Kleineres, Leiseres anzubieten. Ich glaube, sie möchte, dass ich diesen Potentaten sage, sie sollen sie in Ruhe lassen.

Das tue ich nicht. Ich bin neu als Stationsärztin und eine Frau. Ich möchte, dass meine Vorgesetzten mich für eine von ihnen halten und meine forsche, unsentimentale Art bemerken. Ich erinnere mich vage an ein Kapitel in dem Lehrbuch, das ich kürzlich gelesen habe, in dem die Mindestanforderungen für die Aufklärung des Patienten dargestellt wurden, der in eine Behandlung einwilligen soll: Zeit, die Diagnose zu durchdenken, eine Auswahl von alternativen Lösungen, eine klare Erläuterung der Risiken des Eingriffs, die Möglichkeit, die Angelegenheit mit einem Verwandten, Freund oder einer Pflegeperson zu besprechen. In der Krebstherapie haben wir den Luxus Zeit zwar nicht, aber das ist ein dürftiger Einwand gegen meinen unausgesprochenen, aber zunehmenden Eindruck, dass die Gefühle und Gedanken dieser Frau hier keinerlei Beachtung finden.

Schwuppdiwupp hat sie die Einwilligungserklärung unterschrieben und zugesagt, in vier Tagen zu einer großen Operation zu erscheinen. Wohl weiß sie, dass der Krebs nicht von allein weggehen wird, aber man hat ihr keine Alternative für den nächsten Schritt angeboten. Die auf sie zukommende Operation begreift sie nur unzureichend. Man hat ihr nicht gesagt, wie es sein wird, wenn sie danach aufwacht: Sie wird Schmerzen haben, Sprechen und Essen werden womöglich schwierig sein, sie muss lange im Krankenhaus bleiben, es kann sein, dass sie im OP stirbt. Wie sie das Seltsame einer Wiederherstellungsoperation psychisch verkraftet, wurde überhaupt nicht erörtert. Ich sage nichts und kehre in mein Zimmer zurück, um andere Patienten dranzunehmen.

Ein paar Tage später kommt mein Chef mit unglücklicher Miene auf mich zu. Er reicht mir einen Zettel mit einer Telefonnummer und murmelt etwas davon, dass unsere Patientin es abgelehnt hat, am nächsten Tag ins Krankenhaus zu kommen. Verärgert, dass sein OP-Plan in letzter Minute über den Haufen geworfen ist, soll ich versuchen, die Patientin umzustimmen.

Als ich Mrs. Macnamara zu Hause anrufe, ist ihr Mann am Apparat. Er ist mürrisch. Ich stelle mich in munterem Doktorton vor, der, ich höre es selbst, aufreizend klingt. «Sie will nicht mit Ihnen reden», erwidert er schlicht. Der Mann findet meinen Ton unerträglich, das spüre ich und bin dankbar, dass er den Apparat an seine Frau weitergibt, statt einfach aufzulegen. «Hallo», sagt sie leise. Ich melde mich mit meinem Vornamen, ein lahmer Versuch, sie auf meine Seite zu ziehen, und flöte dann: «Wie ich von den Schwestern höre, wollen Sie nicht ins Krankenhaus kommen. Vielleicht können Sie mir sagen, was Ihnen Sorge bereitet, damit ich Sie beruhigen kann.» «Och, zu Hause bin ich besser aufgehoben. Die kleine Pustel stört mich nicht weiter, wissen Sie.» Ihre Antwort ist so unglaublich wie stoisch.

Ich möchte wirklich, dass die Frau im Krankenhaus erscheint. Ich möchte meinem Chef nicht sagen müssen, dass ich nichts ausrichten konnte; seine Meinung von mir hat starken Einfluss auf meine Zukunft als Chirurgin. Ich will auch die Gelegenheit nicht verpassen, bei einer aufregenden Operation zu assistieren. Mit meinem Grundvertrauen in die chirurgische Pathologie bin ich fest davon überzeugt, dass diese Frau geheilt werden kann, und ertrage die Vorstellung nicht, dass sie womöglich einen grässlichen, schmerzhaften Tod erleidet, weil ich sie nicht umzustimmen vermochte.

Mein Ziel fest im Blick, fange ich regelrecht an zu schleimen. «Kate, da ich Sie im Krankenhaus kennengelernt habe, weiß ich, was für eine intelligente Frau Sie sind.» Die hierauf folgende Pause ermutigt mich, mit meinem Gesäusel fortzufahren. «Ich weiß, Sie haben Angst, dass Sie wieder Krebs haben, und ich will Sie nicht anlügen: Das ist auch unsere Sorge. Das Wunderbare ist, wenn Sie uns erlauben, Ihnen zu helfen, können wir etwas tun, damit er weggeht. Ohne unsere Hilfe aber werden Sie vielleicht daran sterben.» Ich staune über die Wirkung meines Bekehrungsversuchs, denn mit einem schlichten «Ist gut» willigt Mrs. Macnamara ein zu kommen.

Am Tag ihrer Operation ist mein Unbehagen von Erregung überlagert. Die heutige OP ist ein Stück in drei Akten: Halsdissektion, das heißt Ausräumung aller kanzerösen Lymphknoten an einer Halsseite; Hemiglossektomie, das heißt, wir nehmen die halbe Zunge heraus, alles, was vom Krebs befallen ist, und schließlich Wiederaufbau der Zunge, wofür wir ein Stück Muskel aus dem Unterarm entnehmen und damit die Lücke schließen, an der vorher der Tumor war. Die Operation wird fast den ganzen Tag dauern. Ich werde wohl hauptsächlich assistieren: Wundhaken halten, damit meine Chefs gute Sicht auf das Operationsgebiet haben, kleine blutende Gefäße mit einem kleinen Lötkolben, der Diathermie, veröden, zum Schluss die Wunde vernähen, wenn ich Glück habe. Meine Ausbildung dauert jetzt schon elf Jahre, aber ich bin es gewohnt, dass das Sammeln von Operationserfahrung ein mühsamer und langwieriger Prozess ist; ein gängiger Chirurgenwitz lautet, dass das schwerverdiente Zertifikat des RCS, des Royal College of Surgeons, im Grunde bloß für «Rudimentärer Cäsurenschnippler» steht.

Es gibt gewisse Ähnlichkeiten zwischen der Vorbereitung einer Dinnerparty und der einer Operation. Bei Ersterer ist das sorgfältige Arrangement von Tischtuch, Platzdecken, Kerzen und Tischschmuck Ausdruck eines notwendigen sozialen Rahmens, in dem Geselligkeit gedeihen kann. Im OP ist die Sorgfalt, die für das Herrichten des Schauplatzes aufgewendet wurde, ein Vorbote für die Atmosphäre während des

Eingriffs. Und gäbe es mehr Chirurginnen oder mehr männliche Gastgeber, dann fiele auf, dass gute Chirurgen den Tisch ästhetisch ansprechend vorbereiten.

Nachdem Mrs. Macnamara eingeschlafen ist, wird sie in Rückenlage auf den Tisch gelegt und bekommt einen Sandsack unter die Schultern, der die Halsstreckung optimiert. Der Kopf ist von der Seite, die geöffnet werden soll, weggedreht; es sieht aus, als halte sie die andere Wange hin. Dort, wo operiert wird, ist die Haut gründlich mit Betatupfern bestrichen worden und wird mit einem Spreizer, so groß wie eine Grillzange, bereitgehalten. Ein steriles Tuch bedeckt den Kopf und das obere Gesicht, und ich muss an ein Gemälde von Magritte denken. Weitere Tücher umhüllen den Körper.

Mit einer Stahlspitze und purpurner Tinte wird der geplante Schnitt vorgezeichnet, darüber werden mit der Rückseite des Skalpells einige Kreuze gezogen. Das dient als Markierung für das genaue Wiederanlegen der Haut, wenn alles fertig ist. Lokalanästhetikum und Adrenalin – Letzteres bewirkt eine Kontraktion der Blutgefäße und verringert so das Bluten – werden in die Haut infiltriert, und mein Chef bittet um das Messer Nummer zehn. Dieser Moment kurz vor Beginn einer Operation – am Ort des Geschehens ist es wunderbar still und sauber, was es gleich nicht mehr sein wird – gibt mir enormen Auftrieb.

Es ist für einen Chirurgen eine Frage der Berufsehre, dass er mit raschem Zug des Stahls sofort einen ersten präzisen Schnitt setzt. Hier soll er die Haut des Halses und den darunterliegenden Muskel, das Platysma, durchtrennen, der den Hals anspannt, wenn wir das Gesicht verziehen. Die blutige Linie wird dann ins Räumliche übertragen: Mit bürstenartigen Strichen trennt das Skalpell Haut und Platysma von den tiefer liegenden Gewebestrukturen ab, und die Lappen werden auf beiden Seiten angehoben. Binnen weniger Minuten hat man die wunderbare Anatomie des Halses vor Augen, ein erstaunlicher Anblick, der auch beim wiederholten Male nichts von seiner Faszination einbüßt.

Die Halsdissektion dauert zwei Stunden und ist ein mühseliger Vorgang, bei dem die gelben Lymphknoten zwischen vitalen und ineinander verflochtenen Gewebesträngen verschiedenster Stärke herauspräpariert werden – wie das Fruchtfleisch bei Obst. Die Ausräumung verläuft sukzessive und beginnt an den Lymphknoten in der obersten Level, die im sogenannten Unterkieferdreieck sitzen, unterhalb des Kieferknochens. Die Knoten der zweiten bis vierten Level verlaufen, jeweils zu dreien, längs der tiefen Krümmung der inneren Jugularvene. Der Lymphknoten der fünften Level befindet sich im hinteren Halsdreieck, in der Senke über dem Schlüsselbein. Bei jeder Gruppe bestehen typische Risiken, manche davon – etwa bei Verletzung eines wichtigen Blutgefäßes – lebensbedrohlich, andere wiederum – etwa bei Beschädigung eines Nervs, von denen manche feiner sind als Zahnseide – weniger gravierend. Die Risiken bestimmen den Rhythmus des Eingriffs, bei dem sich Phasen der Anspannung zum Glück immer wieder mit erleichternden Momenten abwechseln.

Anschließend wird der Tumor entfernt. Ich drehe den Kopf der Patientin nach vorn, und mit einem vertikalen Schnitt von der Mitte der Unterlippe bis zum Ende des Kinns wird ein optimaler Zugang zum Mund geschaffen. Mit einer Säge, die wie ein kleiner elektrischer Pizzaschneider aussieht, wird der Kieferknochen so durchtrennt, dass man die untere Gesichtsseite aufklappen kann wie ein Buch. Die Zunge, vorher ein Organ, das in einer tiefen Höhle verschwindet, liegt nun vor einem wie eine perfekte Operationsleinwand, aufgespannt auf die darunterliegende Muskulatur.

Während ich den vorderen Teil der Zunge mit einem trockenen Tupfer halte, damit sie nicht wegrutscht, werden der walnussgroße Tumor und das Gewebe drum herum mit dem Diathermiegerät entfernt. Das ist ein langer Metallstab, der elektrisch bis auf ungefähr 1000 Grad erhitzt wird und als Messer und Brennwerkzeug zugleich dient, was bei Operationsgebieten mit starker Blutungsneigung nützlich ist. Das Zungengewebe ist hier dicht, und während die Zunge unter meinen Fingern zuckt, steigt mir der beißende Geruch von Rauch in die Nase.

In der Zwischenzeit ist ein zweiter Chirurg damit beschäftigt, radialseitig einen Lappen aus dem Unterarm zu exzisieren. Das heißt, eine aus Haut und Muskeln bestehende Partie wird dem Muskelbauch des Unterarms entnommen und so angepasst, dass sie den Defekt im Mund ersetzt. Der als Transplantat vorgesehene Lappen wird exakt ausgemessen und – das ist das Entscheidende – samt Arterien und Venen herausgeschnitten. Der Unterarm ist die perfekte Stelle dafür, weil dank der vorhandenen doppelten arteriellen Verbindung zur Hand ein Gefäß für die Bluteinspeisung erhalten bleibt und ein Gangränrisiko vermieden wird. Eine Stunde später wird das Gewebestück mitsamt den daran baumelnden Gefäßen übergeben, und ein Hautstreifen wird – mit einem Gerät, das an einen großen Käsehobel erinnert – vom Oberschenkel abgehoben und über die hautlose Stelle am Arm bandagiert.

Der Unterarmlappen wird in den durch den Tumor entstandenen Defekt eingesetzt, überstehende Kanten werden mit einer Schere geglättet. Nachdem das gescheckte Kissen der neuen Zunge eingesetzt und vernäht ist, werden die Gefäße in den Hals geführt. Die Arteria radialis wird in die obere Schilddrüsenarterie hineingenäht, die jetzt den eingesetzten Lappen versorgt, die Vena radialis in die äußere Jugularvene.

Wir befinden uns im letzten Akt unseres OP-Stücks. Mrs. Macnamara sieht aus wie eine schlafende Gestalt, auf der jemand mehrere aufgeschlagene rote Taschenbücher abgelegt hat. Zuletzt müssen wir ihr nur noch Drainagen anlegen, damit sich keine Blutpfropfen bilden, und Gewebeschichten vernähen oder verklammern. Die Atmosphäre im OP verändert sich. Jemand hat Musik angemacht, Lemar, leider nicht die gängigen Gute-Laune-Stücke, die jetzt besonders passen würden. Die Unterhaltung ist gelöst, aber die offene Zotigkeit ist nun verschwunden. Die Operation ist gut verlaufen: kein Exitus, kein starker Blutverlust, die wichtigen Strukturen anscheinend alle erhalten. Unsere Patientin wird auf Intensiv erwartet. Wir sind alle seit sieben Stunden auf den Beinen, und ich kann es kaum erwarten, den Mundschutz vom Gesicht zu nehmen, einen Schluck zu trinken und pinkeln zu gehen.

Keine Woche später sitzt Mrs. Macnamara aufrecht im Bett, dekoriert mit Drains, Tropf, Katheter, dem Drum und Dran eines schweren Eingriffs. Mit ihrem Lächeln gibt sie ein seltsam bedeutendes Bild ab, wie eine Königin auf einem grotesken Thron. Ihre Stimme ist gedämpft, aber verständlich. Es gehe ihr gut, sagt sie, und sie sieht auch so aus. Innerhalb der kommenden Woche werden immer mehr Schläuche entfernt, ein Zeichen ihrer fortschreitenden Genesung. Physiotherapeuten werden sie antreiben, aus dem Bett aufzustehen und herumzugehen. Sprachtherapeuten werden ihr beim Sprechen und Schlucken behilflich sein. Schließlich wird sie heimkehren zu ihrem Mann und, damit muss man rechnen, zu ihren alten Gewohnheiten.

Unterdessen haben die Krankenhauspathologen die aus Mrs. Macnamaras Hals entfernten Lymphknoten allesamt für karzinomfrei erklärt. Für meinen Boss ist sie die letzte Patientin auf der Stationsvisite, und er freut sich, sie für geheilt zu erklären. Im Bann der chirurgischen Verkündigung kommt mir mein flüchtiger Zweifel in Bezug auf den seelischen Zustand meiner Patientin im Nachhinein jämmerlich vor, ja sogar wie Aberglaube. Mrs. Macnamara hat eine lebensrettende Operation bekommen; ihr Krebs ist beseitigt; sie erholt sich gut. Also, wir haben doch alles richtig gemacht!

Ganz frei von Opportunismus ist das nicht. Es existiert immer noch eine klare Grenze zwischen Chirurg und Patient, und ich weiß, auf welcher Seite ich stehen muss, um Gutes zu tun. Ich fange an, Mrs. Macnamara zu vergessen. Die Stationsvisite ist vorüber, und ein neuer Plan erwartet mich in OP sieben.

HELFEN

Ärzte werden oft dafür kritisiert, dass sie nicht kommunizieren können. Hauptsächlich von Patienten, die meinen, dass ihre Versorgung im Krankenhaus unter diesem Mangel gelitten habe. Aber es gilt auch als gefährlich, wenn Ärzte untereinander nicht effektiv kommunizieren können. Wenn Auskünfte missverstanden werden oder nicht ankommen. Oder, was vielleicht noch schlimmer ist, wenn die Befehlskette zusammenbricht, die darauf basiert, dass jüngere Ärzte den Rat erfahrener älterer Kollegen einholen können. Aus all diesen Gründen werden ausgebildete Ärzte ausführlich in Kommunikationstechniken geschult. Und kein chirurgisches Trainingsprogramm gilt heute als vollständig, wenn hierfür keine Zeit eingeräumt wird.

In einem vor kurzem besuchten Kurs habe ich miterlebt, wie schlecht der Austausch zwischen zwei Ärzten sein kann. Miss Ngozi, eine meiner fachlichen Vorgesetzten, unterrichtete. Wir waren zehn chirurgische Fachkollegen und hatten gerade die erste Hälfte des Nachmittags mit Rollenspielen hinter uns. Jeder bekam ein Szenario, in dem er seine Fähigkeit, richtig zu kommunizieren, unter Beweis stellen musste.

Bisher hatten alle ziemlich mies abgeschnitten, und ich wollte unbedingt an die Reihe kommen, bevor der allgemeine Spott noch bissiger wurde. Ein Kollege aber war noch vor mir dran. Asim, ein eingebildeter junger Chirurg, erhob sich von seinem Platz, krempelte die Ärmel seines weißen Leinenhemds an den hübschen braunen Armen hoch, bereit für die

Herausforderung. Von einem Blatt Papier las er die Details der Szene ab, die er spielen sollte.

«Sie sind Chirurg in der Facharztausbildung im Bereitschaftsdienst. Sie haben einen Patienten mit akuter Mastoiditis, einer Komplikation bei Mittelohrentzündung, der eine Notoperation benötigt, fühlen sich aber nicht in der Lage, den Eingriff ohne Supervision durch einen erfahreneren Kollegen durchzuführen. Rufen Sie Ihren Chefarzt zu Hause an und bitten Sie ihn zu kommen und Ihnen zur Seite zu stehen.»

Einer der Schauspieler, die für den Kurs engagiert waren, erhob sich, aber Miss Ngozi gab ihm mit einer Handbewegung zu verstehen, dass er sich wieder setzen solle und dass sie die Rolle spielen würde. Ob sie sich auch darüber geärgert hatte, dass das Skript selbstverständlich einen Mann als Chef vorsah?

Sie spitzte den Mund und stieg mit leichtem Zurechtrücken ihrer tadellos sitzenden Schultern in ihre Rolle ein. Wieder war ich baff über ihre Schönheit. «Nicht kann sie Alter hinwelken», dachte ich mit Shakespeare, mich auf das dramatische Geschehen einstimmend. Miss Ngozi trug einen makellosen Hosenanzug und eine entzückende weiße Bluse. Neben ihren Füßen stand eine perfekt auf ihre Körpergröße abgestimmte Aktentasche, etwa so groß wie die, in die Paddington Bär die Marmeladenbrote tut, die nicht unter seinen gelben Hut passen. Sie hatte scharfe Kanten, das Leder aber war verführerisch fest und zugleich so weich wie die Stirn eines Babys.

Asim stand inzwischen mitten im Kreis seines Kollegenpublikums. Aber trotz seiner Selbstsicherheit wusste er offenbar nicht so recht, wie er in das So-tun-als-ob einsteigen sollte. Miss Ngozi blieb sitzen, die Chefin zur Geisterstunde am anderen Ende der Telefonleitung. Sie eröffnete die Szene damit, dass sie das dreimalige Läuten eines Telefons nachahmte. Dann hob sie einen imaginären Hörer, bevor sie verschlafen «Hallo» sagte. Hier zuckten einige von uns zusammen; es klang so intim, wie in einem Schlafzimmer gesprochen.

Leiser und gekünstelter, als er sonst sprach, fing Asim an: «Es tut mir sehr leid, Sie zu stören, Madam. Hier spricht Mr. Choudry. Ich bin heute Nacht der diensthabende Facharzt.» Ohne eine Reaktion abzuwarten, beschrieb er die klinische Situation, wie sie auf dem Zettel in seiner Hand grob skizziert war, und fügte weitere Details hinzu, die das chirurgische Bild abrunden sollten. Eines jedoch tat er nicht: um Hilfe bitten.

Ich spürte Miss Ngozis Ungeduld. Sie begann mit dem Schuh auf den Boden zu klopfen und hielt sich ostentativ die Hand vor den breit gähnenden Mund. Das war sicher zur Hälfte humorvoll gemeint, aber Asim klang gereizt, als er erwiderte: «Es geht im Grunde darum, dass ich den Patienten in den OP bringen muss», woraufhin sie zurückschoss: «Und, warum tun Sie das dann nicht? Wollen Sie mir sagen, dass Sie das allein nicht schaffen?»

«Nein», sagte er, zog das Wort in die Länge. Er hatte den Kopf gesenkt, aber seine Augen, die unter eindrucksvollen Brauen hervorblickten, suchten die von Miss Ngozi. Die Partie seiner Lippen und Zähne wirkte eher bissig als lächelnd, als er sagte: «Ich bin durchaus in der Lage, das allein zu machen. Ich wollte Ihnen nur mitteilen, dass ich es vorhabe.»

Miss Ngozi hatte genug. Sie warf ihr Clipboard mit so viel Schwung auf einen der Plastikstühle, dass ich ein Klatschen erwartete, wohingegen das Geräusch aber ein Scheppern war. Miss Ngozi fuhr selbst zusammen – und einige von uns schraken mit ihr auf. Dann rümpfte sie, das verhieß nichts Gutes, die Nase und trat in die Mitte des Kreises. Mit einem ihrer schmalen Arme bedeutete sie Asim, auf seinen Platz zurückzugehen.

«Danke, Asim.» Sie lächelte ihn offen an und ging mit sachten, leisen Schritten auf ihn zu, nichts Forciertes in ihrem Blick und ihrer Schönheit. Sie kam noch näher, und als sie nur noch einen Schritt von dem jungen Mann entfernt war, dem jeglicher Stolz abhandengekommen war, ging sie in die Mitte des Kreises zurück. Und uns alle meinend, sagte sie: «Asim ist vielleicht der erste junge Facharzt, der eine kortikale Mastoidektomie allein vornehmen kann, der erste, der seine kommunikativen Fähigkeiten überschätzt, ist er nicht. Er hat genau das ausgelassen, was die Vorgabe von ihm verlangte: um Hilfe zu bitten. Es ist wichtig, dass Sie alle gut darin werden, Ihre Grenzen zu erkennen. Wir befinden uns nicht mehr in dem Mittelalter, in dem ich meine Ausbildung gemacht habe. Bitten Sie Ihre Chefärzte um Hilfe, und Sie werden sie ohne weiteres bekommen. Okay. Wer ist der Nächste?»

Wie wichtig es ist, zu lernen, direkt um Hilfe zu bitten, hatte ich während der Spielszene verblüfft bemerkt. Dass Asim genau das versäumt hatte, war für mich nicht das einzige Interessante dabei, ich hatte auch beobachtet, dass die zwischen ihm und Miss Ngozi gewechselten Worte nur einen kleinen Teil der ganzen Interaktion ausmachten. Und das erinnerte mich an eine Begebenheit knapp zwei Monate zuvor, als ich einen Chefarzt um Hilfe gebeten und dabei festgestellt hatte, dass es in unserem Gespräch einen Subtext gab.

In jener Nacht hatte ich Hintergrunddienst und war von einem nachgeordneten Kollegen gebeten worden, ins Krankenhaus zu kommen und mir einen Mann anzusehen, der ein Stück Glas verschluckt hatte. Bei Kindern gehört es zur normalen Entwicklung, dass sie experimentieren und sich Perlen oder Legosteine in die Nase oder die Ohren stecken –

überall dort, wo sie hineinpassen. Ich hörte mir, in meinem Bett liegend, die Geschichte an und fragte mich, ob manche Erwachsenen wohl nie über dieses Stadium hinauskommen. Jeder Arzt in meinem Bekanntenkreis hat seine Liste bizarrer Fremdkörper, die er bereits aus den Körperöffnungen Erwachsener entfernt hat. Auf meiner standen eine ins Rektum eingeführte Karotte, dito eine Batterie, ein am Unterarm unter die Haut geschobener Bic-Kugelschreiber und ein Bonbon, noch im Einwickelpapier, den eine Patientin in ihrer Vagina verloren hatte.

Im Krankenhaus angekommen, sah ich mich einem unangenehmen Patienten gegenüber. Mr. Smith litt unter extremen Schmerzen, das Verschluckte hatte schließlich scharfe Kanten. Stämmig, sehr dick und braun gebrannt, saß er seitlich auf dem Bett, obwohl die Schwester ihn dazu bewegen wollte, sich hinzulegen. Die Arme hielt er wie ein Bodybuilder, ein wenig zur Seite gestreckt, und sein vorstehendes Kinn verlieh ihm einen streitlustigen Zug. Auf dem Unterarm war er tätowiert, das Wort «Hass» in einer merkwürdigen, fast kalligraphischen Schrift. Und obwohl der Schriftzug bereits verschwommen war – das Tattoo befand sich hier also offenbar schon eine Weile –, ließ Mr. Smith' Miene erkennen, dass ihm diese Empfindung nach wie vor geläufig war.

Ich stellte mich betont fröhlich vor, eine Geste des Optimismus, bevor er mir, wie ich instinktiv ahnte, grob antwortete. Mein Patient nannte mir weder seinen Namen, noch gab er mir die Hand, sondern sagte bloß: «Na, Sie haben sich ja Zeit gelassen.» Dann musterte er mich ungeniert von oben bis unten, bevor er den Blick fest auf mein Namensschild heftete. «Sie sind Arzt, oder?»

Es ist wichtig, sich von der Abneigung gegen einen Patienten nicht beeinflussen zu lassen, sonst kann es sein, dass einem bestimmte Dinge entgehen. Ich habe die Erfahrung gemacht, dass man bei Patienten wie Mr. Smith am besten damit fährt, wenn man ihnen gegenüber besonders höflich und hundertprozentig korrekt auftritt. Trotzdem wollte ich derlei nicht einmal durch das Wörtchen «Ja» hinnehmen und nannte deshalb noch einmal meinen Namen und meine Stellung. Dann sagte ich, ich müsse mich vergewissern, dass ich die entscheidenden Fakten richtig verstanden hätte. Er habe ein Stück Glas verschluckt und spüre, dass es ihm im Hals stecke.

Aggressiv und in kurzen Sätzen erzählte er mir seine Geschichte. Er war im Pub gewesen. Hatte ein paar Bier getrunken, zehn Pints, um genau zu sein. Dann hatte er auf der anderen Seite des Raums einen alten Rivalen gesehen. Auf dem Weg zum Pissen hatte er dem Mann ins Bier gespuckt. Als er vom Klo wiederkam, war der andere um den Tresen herum auf seine Seite gekommen, eine Bierflasche in der Hand, die er vor Mr. Smith an der Wand zerschlug. Ein Stück vom Boden der zerschlagenen Flasche war in dem fast leeren Glas von Mr. Smith gelandet, mit einem Spritzen, das meinen Patienten genug provozierte, um seinen Widersacher direkt anzusehen, das Glas zu leeren und mit dem letzten Schluck Bier demonstrativ die Scherbe mitzuschlucken. Der andere war dann zu seinem Hocker zurückgegangen, und Mr. Smith war mit dem Bus ins Krankenhaus gefahren.

Die Untersuchung meines Patienten erbrachte außer einer leichten Empfindlichkeit beim Drücken auf seinen Schildknorpel keine großen Auffälligkeiten. Ich stand hinter ihm, um den übrigen Hals abzutasten, und sah auf kindlich anmutende Speckrollen am Nacken eines rasierten Schädels. An dieser Stelle, so schien es, war er doch verwundbar, aber dann erinnerte mich die Haltung seiner Hände, knapp über dem

Schoß, als wolle er gleich einen Angreifer packen, an die allgemeine Reizbarkeit des Mannes. So, als müsse ich selbst jederzeit auf einen Angriff gefasst sein, wenn ich ihn nur zu gründlich untersuchte oder eine mir unbekannte Grenze überschritt. Ich erklärte Mr. Smith während der kurzen Untersuchung immer, was ich gleich tun würde, und hoffte, so die bedrohliche Atmosphäre zu entschärfen.

Was die Untersuchung nicht zeigte, war auf der Röntgenaufnahme, die mein junger Kollege angeordnet hatte, später deutlich zu sehen: ein kreisrundes Stück Glas im thorakalen Bereich der Speiseröhre. Der Fremdkörper ließ sich nur unter Vollnarkose und durch Einführung eines starren Ösophagoskops, einem speziellen Instrument für die Speiseröhre, in den Schlund entfernen. Das war ein riskantes Vorgehen, und mir war klar, dass ich selbst dazu nicht imstande war. Der Speiseröhrenspiegel ist starr, die Speiseröhre aber ist weich und reißt leicht. Ein solcher Riss kann tödlich sein.

Während mir diese Dinge durch den Kopf gingen, sah ich den auf Thorax-Chirurgie spezialisierten Kollegen, der ein Stück weit entfernt auf derselben Bank saß und Notizen in einer Krankenakte machte. Er war viel erfahrener als ich, und ich dachte, ich sollte ihm die Röntgenaufnahme zeigen und ihm von dem Patienten erzählen. Hinterher war ich froh, dass ich das getan hatte, denn mein Kollege machte mich darauf aufmerksam, dass wir ein Team von Thorax-Chirurgen in OP-Bereitschaft brauchten, wenn wir die Speiseröhrenspiegelung vornahmen. Falls das Glas beim Herausziehen große Gefäße verletzte, mussten sie da sein und den Brustkorb öffnen und alle lebensbedrohlichen Beschädigungen reparieren.

Was für ein Idiot der Patient doch gewesen war, dachte ich, solche Umstände anzurichten. Ich überlegte auch, wie ich meinen Chefarzt von zu Hause herlocken sollte, damit er mir half. In der Nacht hatte Dr. Graham Dienst, ein fitter und beängstigend gut aussehender Mittfünfziger. Grauhaarig, redegewandt. Unter den Kollegen ging das Gerücht, es sei unglaublich schwer, ihn zum Kommen zu bewegen. Als Chirurg alter Schule, der seine Ausbildung zu einer Zeit gemacht hatte, als erfahrene Fachärzte die meisten chirurgischen Notfälle aus eigener Kraft bewältigten, beeindruckte es ihn absolut nicht, wie oft er gebeten wurde zu kommen. Angeblich schaltete er sein Handy manchmal einfach aus.

Soweit es die vor mir liegende Aufgabe betraf, bestand kein Zweifel, dass ich Hilfe benötigte. Ich hatte, schon als fertige Fachärztin, unter der Supervision eines Chefarztes einmal eine Zehn-Penny-Münze aus dem Hals eines Kinds entfernt, ansonsten aber keine Erfahrung im Umgang mit dem nicht ungefährlichen Ösophagoskop, zumal bei Notfällen. Ich brauchte Mr. Graham unbedingt an meiner Seite, wenn ich das Glas aus dem Körper von Mr. Smith herausholen sollte. Mit diesen Gedanken bat ich die Zentrale, bei ihm anzurufen, und war erleichtert, als ich ihn nach kurzem Läuten am Apparat hatte. Ich stellte mich vor und erklärte dann unmissverständlich, dass ich ihn um Hilfe im OP bitte, ging danach an den Anfang der Geschichte zurück und berichtete ihm von Mr. Smith.

Doch bevor ich mit meiner Schilderung recht in Gang kam, sagte Mr. Graham: «Oh, hab ich's heute mit Ihnen zu tun, mein Hase?» Ich hatte keine Ahnung, warum er diesen abscheulichen Ton anschlug, sprach jedoch schnell weiter und bemühte mich, die wohligen Geräusche, die er machte, während er sich im Bett räkelte, zu überhören.

Als ich geendet hatte, sagte er: «Mein Hase, ich weiß nicht, wer von Ihnen lästiger ist. Ihr Mr. Smith, der blöde Arsch, oder Sie, weil Sie mich geweckt haben.» Auf eine unwirsche, ungeduldige Reaktion war ich vorbereitet gewesen, nicht jedoch auf dieses grässliche Gebaren, diese ungehörigen Reden. «Was soll ich jetzt mit Ihnen machen?»

Ich bewahrte Ruhe und sagte: «Also, ich wäre Ihnen sehr dankbar, wenn Sie kommen und mir assistieren würden. Der Thorax-Kollege ist schon unterwegs.»

«Ach herrje. Wissen Sie, ich lasse Sie Jungvolk eigentlich gern ein bisschen an der langen Leine. Damit Sie Ihren Weg finden. Sonst werden Sie es nämlich zu gar nichts bringen, wissen Sie. Aber wenn Sie mir sagen, dass Sie die Jungfer in Nöten sind … na ja, damit kriegen Sie mich rum. Ist es das, was Sie mir sagen?»

«Ja. Ich brauche Ihre Hilfe, Mr. Graham, wirklich», sagte ich, weil ich die Unterhaltung unter allen Umständen beenden wollte.

«Wenn das so ist, komme ich und halte Ihnen das Händchen», erwiderte er einen Hauch weniger unverschämt. Damit war das Gespräch vorbei, ohne Verabschiedung. Und ich kam mir seltsam bloßgestellt und schäbig vor.

Er kam und half mir, und es war keine Frage, dass seine Anwesenheit erforderlich war. Ich bekam das Glas nicht heraus und musste an Mr. Graham übergeben, dem es gelang, sodass die bereitstehenden Thorax-Kollegen nicht rettend einzugreifen brauchten. Und als Mr. Graham im Krankenhaus war, im Kreis der Kollegen und inmitten des Dramas, schaffte er es sogar, normaler mit mir zu sprechen.

Bei der Überraschung aber, die meine Facharztkollegen durchweg bekundeten, als ich sagte, er sei zum Helfen gekommen, musste ich wieder an die Übelkeit denken, die ich während meines Telefonats mit Mr. Graham gespürt hatte. Wir hatten nicht offen und direkt miteinander gesprochen.

Ich hatte ihn zwar so klar, wie ich konnte, um Hilfe gebeten, wurde aber das Gefühl nicht los, dass es noch eine zweite Ebene der Kommunikation gegeben hatte. Dass ich das seltene Entgegenkommen von Mr. Grahams Unterstützung in einem Gespräch erhalten hatte, das nicht nur mit Worten geführt worden war.

Und daran hatte ich während des Kommunikationstrainings denken müssen, als ich die von Miss Ngozi und Asim gespielte Szene verfolgte. Die Worte, die sie sprachen, waren nur ein Teil des Textes gewesen, denn das Macht- und das Geschlechterverhältnis kamen indirekt ebenfalls zum Tragen und störten das klare und sachbezogene Ärztegespräch. War überhaupt eine Situation denkbar, in der sich einfach und unkompliziert um Hilfe bitten ließ? Und fielen diese beiden Störfaktoren nicht vielleicht weg, wenn zwei Frauen miteinander sprachen? Solche Probleme würde es doch sicher nicht geben, wenn ich eine vorgesetzte Kollegin um Hilfe bat, oder?

Ein paar Wochen nach dem geschilderten Kurs hatte ich Gelegenheit, das herauszufinden. Ich arbeitete allein einen angenehmen HNO-Plan im OP ab. Der Anästhesist war gewandt, die Operationen hatten pünktlich angefangen, und alles war glattgegangen. Die Paukenröhrchen waren gleich beim ersten Versuch hineingegangen, und die Patienten waren allesamt Kinder gewesen, sodass ihre Mandeln ohne Widerstand herauskullerten wie kleine Kirschen. Die letzte Patientin auf dem Tagesplan war eine kräftige Frau von fünfundzwanzig, die schon ihr Leben lang immer wieder Tonsillitis, Mandelentzündung, und peritonsilläre Abszesse gehabt hatte. Letztere sind eine Komplikation bei Mandelentzündungen, bei der sich Eiter in der die Mandel umschließenden Kapsel sammelt. Eine Tonsillektomie ist einfach, wenn der Chirurg einen guten Zugang zu dem schmalen Bereich zwischen der Mandel und dem Muskelbett hat, in dem sie ruht. Durch peritonsilläre Abszesse ist diese trennende Schicht aber oft zerstört, und dann kann die Operation sehr knifflig werden.

Aber etwas an dieser Frau hatte mich leicht beunruhigt, als ich sie für die OP eintrug, und das war nicht ihre Tonsillitis-Anamnese, sondern es hatte etwas mit ihrem Haar zu tun; es war kastanienbraun, mit einem starken Einschlag ins Rote. Als ich zu ihr hineinging, saß sie auf ihrem Bett am Fenster und sah in den Garten hinaus, die Sonne beschien ihren Kopf. Vor kupferroten Haaren wird gewarnt, dachte ich, genau vor einem solchen flammend roten Kopf. Es herrscht Einigkeit unter Chirurgen, dass Rothaarige häufig stark bluten.

Wenn ich meine Bedenken für mich behalte, dachte ich abergläubisch, blutet sie auch nicht. Wenn ich davon anfange, blutet sie. Und dann war der Anästhesist da und hatte den Vorhang aufgezogen, als ich sie gerade für die OP eintrug. Ich fing seinen Blick ein und sah wieder zu meiner Patientin, und im selben Moment hatte eine kleine Wolke am bewegten Himmel der Sonne Platz gemacht, und wieder fiel der feine Lichtstrahl direkt auf ihr Haupt. Ich sah jede hübsche Keratinfaser einzeln rot schimmern, drehte mich mit fatalistischem Lächeln zu meinem Kollegen um und sagte: «Hat sie nicht wunderschönes rotes Haar?» Und er sah mich warnend an, wie ein Schauspieler einen Kollegen anblickt, der vor einer Vorstellung von *Macbeth* den Namen des Stückes ausspricht, was einem Aberglauben nach Unglück bringt. Halb humorvoll, aber auch, wie um zu sagen: Jetzt hast du es doch getan.

Die Operation ließ sich gut an. Mandelentfernungen mache ich gern. Und der Vorteil bei Erwachsenen ist die Größe des Organs, sein Volumen. Ich hatte meine Stirnlampe auf – sie sehen aus wie Grubenlampen – und stellte, mit vorgehaltener Hand kontrollierend, den Strahl auf die richtige Größe und Helligkeit ein. Ich saß am üblichen Platz, am Kopf der Patientin, blickte von oben auf sie, ihr Gesicht hatte ich oberhalb des Mundes abgedeckt. Ein zweites Tuch war über ihren Körper gebreitet. Ich hatte mich für die größte Mundsperre entschieden und sie in der kleinen Raste fixiert, um so den Kiefer offen zu halten. Das Einsetzen des Instruments kann Probleme bereiten. Hier hindurch muss der Narkoseschlauch geführt werden, und der Zungendrücker sollte genau in der Mitte sitzen und den großen schlüpfrigen Muskel aus dem Weg räumen. Manchmal aber rutscht die Zunge genau in dem Moment, wenn man die Sperre öffnet, nach links oder rechts zur Seite, und dann muss man die Sperre noch einmal öffnen und von vorn beginnen.

Diese Mundsperre ging leicht hinein, und ich griff zur Draffin-Aufhängung, um sie zu stabilisieren. Dabei handelt es sich um zwei Metallstäbe mit Löchern, die man sich in der Hand so über Kreuz hält, dass sich zwei Löcher überlappen. Dann hakt man die Mundsperre in die Löcher ein. Es entsteht so etwas wie ein Metallzelt, das den Mund des Patienten offen hält. Und nun hatte ich den Mundrachen meiner Patientin vor mir, sehr gut einsehbar, die Zunge in der Mitte. Jede Menge Bewegungsspielraum und zwei Mandeln von ganz anständiger Größe. Groß genug, um sie fassen zu können. Klein genug, dass mir noch Platz zum Arbeiten blieb. Zwei Tonsillentupfer steckten in den Aussparungen der Aufhängung wie zwei weiche weiße Finger.

Mit der Zange in der Linken die Mandel vom Muskelbett weghaltend, besah ich mir die Stelle, an der ich den ersten Schnitt setzen wollte, und übernahm die mir von der OP-Schwester gereichte Schere. Der erste Schnitt ist entscheidend. Wenn man die richtige Gewebsschicht gleich beim ersten Schnitt trifft, geht der Rest der Operation meist zügig vonstatten. Die Enden der Scherenblätter durchtrennten die Kapsel und ließen einen freien schmalen Spalt zwischen Mandel und dem darunter befindlichen Schlundschnürer erkennen. Ich reichte das Instrument zurück und nahm die bipolare Zange, um fortzufahren.

Lassen sich die Mandeln eines Erwachsenen leicht entfernen, so lautet eine Fachmeinung, hat der Patient offensichtlich nur selten eine Mandelentzündung gehabt und sollte womöglich gar nicht operiert werden. Die rechte Mandel dieser Frau zu entfernen war gerade so schwierig, dass ich mich in meiner Entscheidung für die OP bestätigt fühlte. Das Gewebe, das ich herausschälte, war fibrös und hatte die Struktur von hartgewordenem Kaugummi. Am Operationsgebiet trat so viel Blut aus, dass ich die Schwester bitten musste, den Sauger in die Lache zu halten, in die so viel nachfloss, wie sie absaugte. Obwohl ich in der schimmernden, mal gleichbleibenden, mal ansteigenden Lache arbeitete, sah und spürte ich noch, dass ich an der richtigen Stelle war. Und meine Erfahrung sagte mir, es sei das Beste, die Mandel so schnell wie möglich zu entfernen, denn dann ließ auch die Blutung nach.

Nicht lange, und ich hatte die Mandel mit dem feinen Stiel am Zangenende erfasst. Mit einem letzten Niederdrücken der Diathermie und nicht nachlassendem Ziehen mit meiner Linken war die Mandel heraus, von der nur eine feuchte Grube zurückblieb. Mit einer Pinzette fasste ich einen der schmalen Tonsillentupfer und legte ihn an deren Rand aus, klappte ihn am oberen Ende um und legte die Hälfte als zweite Schicht über die erste, sodass das sickernde Muskelbett mit Gaze ausgekleidet war, wie mit einer kuschligen Daunendecke.

Es lief gut, und mit zufriedenem Seufzer griff ich wieder nach der Luc-Zange, um mich an die andere Seite zu machen, an die spiegelbildliche OP. Es ist eine besondere Eigenheit der

HNO-Chirurgie, dass man lernen muss, mit beiden Händen zu operieren, weil zu diesem Gebiet so viele paarige Organe gehören. Mir war, als ich mit dem zweiten Teil anfing, klar, dass die linke Seite die mit den häufigen Abszessen war und dass es hier schwieriger werden konnte als gegenüber.

Als ich die Mandel mit meiner Zange aus ihrer Grube hob, sah ich den Teil der sie umkleidenden Schleimhaut, in dem ich meinen ersten kurzen Schnitt setzen wollte. Ich nahm die Schere, die mir die Schwester vertikal anreichte, ebenso vertikal an, in der eigentümlichen Tonsillektomie-Position, weil man zum Schneiden das untere Ende der Schere benutzt, nicht die Klingen. Ich machte meinen Schnitt und wollte eines der Scherenblätter nach oben bewegen und unter die Kapsel manövrieren, die ich geschnitten hatte, damit ich sah, wo ich mit der bipolaren Diathermie zum Abtragen des Gewebes ansetzen musste. Die Schleimhaut war total fibrös und mit dem darunterliegenden Gewebe verklebt.

Ich ahnte, dass dies eine typische vereiterte Mandel sein würde, suchte aber weiter mit der Schere nach einem Halt im Gewebe, an dem ich fortfahren konnte. Außer einer kräftigen Blutung brachte das aber gar nichts. Ich hatte mich bemüht, beim ersten Mal gleich dicht neben der Mandel zu schneiden, um die normale Architektur des vorderen Gaumenbogens nicht zu beschädigen. Anstatt die Mandel aus ihrem Muskelbett herauszuschälen, war ich jedoch, wie ich jetzt merkte, in die klumpige, fleischige Drüse selbst hineingeraten. Blut strömte hervor, und jedes Mal, wenn ich die Mandel packen wollte, brachen Stückchen ab, und es blutete noch stärker.

Ich wollte noch einmal von vorn anfangen, einen neuen Zugang suchen. Es ist ein bisschen so wie beim Schälen eines hartgekochten Eis; meist lässt sich die Schale von dem glatten weißen Darunter mit einem Mal ablösen, manchmal bleibt die Schale aber kleben, wenn man sie zu lösen beginnt, Eiweißkümpchen gehen mit ab, und das Ganze ist ein einziger Schlamassel. Aber von vorn anfangen ging nun nicht mehr. Bei meinem ersten Schnitt hatte ich die Mandel gut zu fassen bekommen und von der Seitenwand des Mundrachens weghalten können. Jetzt war sie aber unter den sie überlagernden Muskel zurückgesprungen, ich konnte sie nicht mehr greifen und hatte nichts zum Ziehen. Blut strömte in den Rachen. Die Schwester kam mit dem Absaugen nicht nach, und ich sah buchstäblich nur noch Rot.

Mein Puls stieg. Mir war schon eine Weile mulmig, aber nur in dem bekannten Maß, wie es im Leben eines Chirurgen beinahe alltäglich vorkommt. Plötzlich jedoch kippte meine Beklommenheit um in echte Angst. Meine Stirnlampe kam mir schmerzlich grell vor. Ich wollte den Blick abwenden von dem Licht, von dem Strahl, der das Operationsgebiet ausleuchten und mir helfen sollte. Der grellrote See vor mir, ein Kontrast zu dem wächsern-weißen Kinn der Patientin im Vordergrund, schien sich zu verfärben. Leuchten sah ich ihn noch, aber er hätte genauso gut grün sein können, denn meine Retina hatte jede Verbindung mit dem, was vor mir lag, verloren. Außerdem war mein Blick so getrübt, dass ich das Niveau des Blutanstiegs im Vergleich zum weichen Gaumen nicht mehr einschätzen konnte.

Ich legte meiner Patientin keine neuen Tupfer mehr in den Mund, weil sie sich vollsaugten, sobald ich sie hineintat, und das schon kleine Operationsgebiet zusätzlich verengten. Ich sah das Gewebe der Fasern, kreuz und quer verlaufend, damit es Flüssigkeit aufnahm; das rote feuchte Blut machte es noch deutlicher. Es wirkte, als mache das Blut sich auf dem Gewebe gemütlich und hebe durch seine Nässe dessen Struktur besonders deutlich hervor.

Ein Stück Fleisch löste sich unter meiner Zange, und für einen Moment fasste ich Mut, weil ich hoffte, ich hätte gleich die Mandel erwischt. Aber als ich der Schwester den Sauger entriss, ihn tief in die Suppe tauchte und nach links hielt, sah ich, dass ich nur ein Klümpchen von der Mandel abgeschält hatte und dass sie sich weiter an ihr Bett klammerte wie eine Muschel an einen Stein und meinen Versuch, sie zu entfernen, mit zornigem Bluten beantwortete.

Und da verlor ich die Nerven. Ich sah, dass die Anästhesistin ihre Assistentin leise um einen Beutel Flüssigkeit bat, und dachte: «Wenn sogar die Anästhesistin beunruhigt ist ...» – und da konnte ich nicht mehr. Zum ersten Mal in meiner Zeit als Alleinoperateur drehte ich mich jetzt um und sagte zur OP-Schwester und zu allen anderen im Raum: «Ich schaffe es nicht. Ich brauche Hilfe. Wer ist da?»

Die Atmosphäre im OP veränderte sich. Es war heraus. Die anderen aus dem Team schauten entnervt, und ich bildete mir ein, sie dachten, es müsse ja wirklich schlecht laufen, wenn die Chirurgin um Hilfe bat. Felisa, die leitende OP-Schwester an dem Nachmittag, blieb jedoch ruhig und erwiderte: «Ich weiß nicht, welcher Chefarzt Rufbereitschaft hat, aber Miss Ngozi ist im Haus.» Die Erleichterung traf mein panisches Denken wie ein Luftzug. Im Geiste sah ich Miss Ngozis wunderschönes strenges Gesicht über dem chaotischen Gesudel vor mir schweben und wurde allmählich wieder ruhig. Es war zwar peinlich, um Hilfe bitten zu müssen, aber zum Glück stand mir wenigstens diese vernünftige Frau zur Verfügung. Eine Kollegin, der ich mein Anliegen erfolgreich vermitteln konnte, genau wie sie es mir letztens in dem Kommunikationskurs beigebracht hatte.

Schon wieder munterer, sagte ich: «Bitte rufen Sie sie an und sagen Sie ihr, dass ich Schwierigkeiten bei einer Tonsillektomie habe und ihre Hilfe benötige.» Mehr als das war nicht nötig. Meine Mitteilung war eindeutig, und ich wusste, dass Miss Ngozi ohne Umschweife darauf reagieren würde. Felisa ging aus dem OP hinaus und griff zu dem Telefon, das direkt neben der Tür stand. Meine Schande war heraus. Meine Angst war heraus. Ich hatte den Staffelstab der Verantwortung weitergereicht und war auf einmal wieder ich selbst.

So, als hätte ich das Problem dadurch, dass ich sein Bestehen einfach einräumte, schon so gut wie gelöst, beschloss ich, keinen weiteren Schaden anzurichten und den Rachenraum der Patientin einfach vollzupacken. Das würde die Blutung verlangsamen, und ich konnte warten, bis Miss Ngozi kam und übernahm. Nachdem beide Gruben mit Mandeltupfern ausgelegt waren, füllte ich den Rachenraum, bis es so aussah, als spucke die Patientin die Dinger aus. Als hätte sie von einem großen weißen Festtagsbraten viel mehr abgebissen, als sie kauen konnte. Und dann lehnte ich mich zurück.

In der Position saß ich wohl drei, vier Minuten in einem vollkommen stillen OP. Wir alle warteten auf Miss Ngozis unverkennbaren scharfen Schritt. Auf den Anblick ihres von der Haube umrahmten Gesichts an der Tür. Wir hörten nicht, wie Felisa leise eintrat, so sehr waren unser aller Ohren auf ein anderes Geräusch eingestellt. Und wir rechneten alle damit, eine hochgewachsene Frau an der Tür zu erblicken, Felisa hätten wir nun beinahe übersehen. Womöglich hätten wir sie ganz ignoriert, wären ihre Stimme und ihre Mitteilung nicht so klar gewesen.

Felisa räusperte sich und sagte: «Miss Ngozi dankt Ihnen für die Mitteilung. Aber sie hat momentan in der Sprechstunde zu tun und kann nicht kommen.»

Ich staunte. Erwiderte quengelig: «Aber ich brauche sie. Es

handelt sich um einen Notfall. Bitte rufen Sie sie noch einmal an und erklären Sie ihr die Situation richtig.»

Worauf Felisa, und diesmal mit fester Stimme, entgegnete: «Sie ist sich über die Situation im Klaren und kommt, wenn sie die Sprechstunde beendet hat. Ich soll Ihnen ausrichten, Sie sollen nicht weiter herumtelefonieren.»

Ich öffnete den Mund unter meiner dampfigen Maske und wollte, noch einmal logischer und überzeugender, darlegen, was für mich auf der Hand lag. Dieser chirurgische Notfall hatte doch Vorrang vor den chronischen Nörglern in der Sprechstunde. Aber Felisa stand inzwischen dicht vor mir und fügte nun von ganz nah, außerhalb der Hörweite meiner Kollegen, hinzu: «Sie kommt nicht. Ich soll ausrichten, dass Sie das gefälligst allein machen sollen.»

Meine Überraschung war nun stärker als die Empörung, die eben in mir aufgeflammt war und die vorherige Panik abgelöst hatte. Ich wusste, alle blickten mich an, und der Moment, den meine Lider die sich bildenden Tränen zu verdecken versuchten, zog sich in die Länge. Alles schwieg. Alle warteten darauf, dass ich weitermachte.

Ich nahm die Luc-Zange vom Tablett neben mir. Getrocknetes Blut klebte daran. Ich begann, die Tupfer aus dem Mund meiner Patientin zu ziehen. Ganz außen waren sie weiß wie Styropor und quietschten, weiter innen blutbesprenkelt. Und ganz tief im Rachen steckten jämmerliche nasse Bröckchen, die tropften, als ich sie weiterreichte. Mit ein paar Handgriffen hatte ich alle Tupfer bis auf die am Rand der Mandelbetten heraus. Ich kümmerte mich zuerst um die rechte Seite, zog die zwei von mir dort deponierten schmalen Tupfer heraus und fand das Gebiet zu meiner Erleichterung trocken. Das wenige Blut an den rechten Tupfern stammte wohl von der anderen Seite, wo noch eine halbe Mandel in ihrem Muskelbett lag.

Breit zufassend, zog ich die verklumpten Tupfer links heraus. Die halbe Mandel kam darunter zum Vorschein, hässlich wie ein Fleischbatzen, aus dem ein Hund einen Brocken herausgerissen hat. Und noch immer strömte Blut aus der zerklüfteten Oberfläche, allerdings nicht stoßweise und damit kein arterielles, wie ich dankbar sah.

Die leitende OP-Schwester hielt mir als geübte Souffleuse die bipolare Diathermie hin, damit ich meine vorsichtige Sektion fortsetzte. In Gedanken noch bei Miss Ngozis Zurückweisung, langte ich an meiner hilfsbereiten Kollegin vorbei und griff mir den Gwynn-Evans, ein Instrument wie ein Miniatur-Rechen, aber mit piranhascharfen Zähnen. Mit der Zange den Mandelstummel haltend, so gut ich konnte, führte ich sein Ende in den Rachen der Patientin ein. Mit zornigen Gedanken, mehrmaligem Kratzen und einem ordentlichen Ruck zog ich das blutende Stück Fleisch aus ihrem Mund. Mir war klar, dass ich mich wie die schlimmste Dilettantin benahm. Und ich wusste, dass ich in diesem Fall von Anfang an nicht besonders viel Feingefühl und Eleganz an den Tag gelegt hatte, aber ich war auch dankbar für meinen Zorn, der mich über meine Angst und meine Unsicherheit hinwegtrug und mich antrieb.

Ich staunte über das schöne Bild, das sich mir im Strahl meiner Stirnlampe bot. Im Mund meiner Patientin sah ich den sauberen Bogen der rechten Mandelgrube nun in der linken gespiegelt. Von Mandelresten keine Spur. Nur ein hübscher Blutstrom, der vom linken Zungengrund kam wie das Band von einer Trophäe und meinen langersehnten Erfolg schmückte. Nach so viel Ungebärdigkeit war es eine Freude, das Diathermiegerät an diesem hintersten Winkel des Munds der Patientin anzusetzen, mit dem Fußballen das Pedal fest niederzudrücken und den Blutfluss mit kurzem Zischen anzuhalten.

Ich legte die Diathermie zur Seite und starrte in den Mundrachen, stand da, ganz in dieser Welt gefangen, und mir war, als blickte ich in ein vertrautes grausiges Höhlenreich. Nichts tropfte oder spritzte oder lief, weder stoßweise noch stetig. Es war vorbei. Die Scham über meinen anfänglichen Fehler und meine melodramatische Reaktion darauf steckte mir noch in den Knochen, als ich die Mundsperre mit einem Klack des Mechanismus löste und der Kiefer der Patientin sich schloss. Ich zählte die verwendeten Tupfer nach und betastete die Kiefergelenke der Patientin auf beiden Seiten, vergewisserte mich, dass sich durch den langen Einsatz der Mundsperre nichts verschoben hatte. Dann schraubte ich meine Stirnlampe am Hinterkopf auf und setzte sie ab.

Alle anderen liefen im OP herum, mit ihren Sachen beschäftigt. Ich zog mir die Maske vom Kopf, froh, dass niemand mein ungeschütztes Gesicht sah. Ich fand die Patientenakte, setzte mich in eine Ecke des Raums und trug meinen OP-Bericht ein. Die Anästhesistin schaute in den Mund der Patientin, im Begriff, sie zu extubieren, und ich sah erfreut, dass nur wenige Blutstropfen in ihrem durchsichtigen Sauger hafteten, als sie das Gebiet untersuchte.

Ich blieb noch so lange im OP, bis der Schlauch entfernt war und die Patientin aufwachte. Dann bedankte ich mich lahm bei allen, zog die schwere Tür auf und ließ den Raum und den schrecklichen Nachmittag hinter mir. Das Erste, was ich sah, war Miss Ngozi, die vor der unbesetzten Schwesternstation saß, die Aktentasche offen, einen Stapel Briefe vor sich, die sie offenbar las und abzeichnete. Auf mein «Miss Ngozi?» hin blickte sie strahlend auf, und ich zog mir einen Stuhl neben sie und ließ mich fallen. Ich kam mir hässlich und derangiert vor neben ihrer gepflegten, ordentlichen Erscheinung.

«Ich wusste, dass Sie das hinkriegen», sagte sie ohne Vorrede. «Und beim nächsten Mal wissen Sie das auch.» Sie steckte ihre Notizen in die kleine Aktentasche und schloss sie klickend. Für einen flüchtigen Moment lag ihre Hand auf meinem Arm, und dann sah ich bereits auf ihren schmalen Rücken, der den Korridor hinab davonging. Kurz bevor sie an einer Ecke meinem Blick entschwand, drehte sie sich um und lächelte. Und sagte mit einem lauten Flüstern: «Sie sind doch eine von meinen Mädels!»

Der Hauptgrund, weshalb Ärzte verklagt werden, liegt in schlechter Kommunikation, nicht in Behandlungsfehlern. Deshalb wird immer mehr darauf geachtet, dass wir Chirurgen lernen, Patientengespräche besser zu führen. Das ist natürlich eine gute Sache, und wir alle können hier noch etwas lernen. Verglichen damit sollte das Gespräch unter Kollegen ein Klacks sein, doch auch hier wirken zuweilen störende Faktoren, die kaum genau zu benennen sind: Macht- und Geschlechterfragen, die Konkurrenz, persönliche Feindschaft. Selbst wenn wir glauben, uns völlig eindeutig zu äußern, bitten wir vielleicht um das Falsche. Und die richtige Antwort ist womöglich die, mit der wir am wenigsten gerechnet haben.

KINDER

Härte ist unverzichtbar für einen Chirurgen. Nicht nur, weil das Fachgebiet so umkämpft ist. Nicht nur, weil wir unsere menschlichen Regungen jedes Mal außen vor lassen müssen, wenn wir das Skalpell ansetzen. Sogar außerhalb des OPs müssen Chirurgen um der besseren Heilung willen unschöne Dinge mit ihren Patienten tun.

Die Beispiele dafür sind Legion. Es kann sein, dass wir einem Patienten bei der Untersuchung Schmerz zufügen müssen, um eine Diagnose stellen zu können. So gibt es etwa bei Untersuchungen des Abdomens das wichtige klinische Indiz der Abwehrspannung. Sie zeigt sich, wenn man manuell stetigen Druck auf einen Bereich des Bauches ausübt und die Hand dann plötzlich fortnimmt. Zuckt der Patient dann zusammen, so gilt das als Hinweis, dass eine Peritonitis, eine Entzündung des Bauchfells, vorliegt.

Außerdem tun viele von unseren täglich angewandten Behandlungsmethoden weh. Das Säubern eines Abszesses wird oft ohne Betäubung gemacht, weil Lidocain in infiziertem Gewebe so gut wie nicht wirkt und die Gabe deshalb kaum lohnt. Knochen- und Gelenksfrakturen oder verrenkte Knochen in der Notaufnahme zu richten ist Routine und häufig schmerzhaft. Und bei schwerem Nasenbluten Nasentamponaden zu legen, gehört zum Standardprogramm jedes HNO-Arztes. Dabei wird ein Urinkatheter durch den Nasenflügel bis in den Rachen eingeführt und dort fixiert. Anschließend wird mit einer langen harten Zange die gesamte Nasenhöhle von oben bis unten ausgestopft, ein Vorgang, der erhebliche Schmerzen bereiten kann.

Um diese Dinge zu tun, muss man schon ein wenig brutal sein, eine Eigenschaft, die Chirurgen seit jeher nachgesagt wird. Im Verlauf der Jahre habe ich unzählige Geschichten von Männern gehört, die sich daran ergötzten, Untergebene und Patienten zum Weinen zu bringen, und es den Schwestern aufhalsten, sich der verbrannten emotionalen Erde anzunehmen, die sie hinterließen. Zum Glück ist dieser Chirurgenschlag so gut wie ausgestorben, und ein derartiges Benehmen ist nicht nur aus der Mode gekommen, sondern gilt als schlicht unakzeptabel. Insgesamt hat es einen kulturellen Wandel gegeben, und heute haben die Patienten höhere Ansprüche an ihre Ärzte als früher. Fachliches Können genügt nicht mehr, wir müssen jetzt auch nett sein. Der moderne Chirurg steht also vor der großen Herausforderung, das erforderliche Maß an Härte mit der nicht minder wichtigen Fähigkeit zur Behutsamkeit zu verbinden.

Und nirgendwo ist das wichtiger als im Umgang mit Kindern. Im ersten Moment mag es einem seltsam erscheinen, dass man bei minderjährigen Patienten überhaupt hart sein sollte. Aber bei der Untersuchung oder der Behandlung von Kindern darf man manchmal einfach nicht sentimental werden, sonst kriegt man das, was zu tun ist, nicht hin. Natürlich macht es keinem Kind mit Blinddarmentzündung Spaß, wenn man ihm den Bauch abtastet. Genauso wenig Spaß macht es einem Arzt, den Hals eines Kindes zu untersuchen, das Mandelentzündung hat. Aber für Diagnose und Behandlung ist beides unumgänglich.

Ein weiteres typisches Beispiel ist, einem Kind im Krabbelalter einen Fremdkörper aus der Nase zu holen. Dass sie sich kleine Gegenstände in die Nase stecken, ist bei Kleinstkindern etwas Alltägliches. Bevor das Kind ins Krankenhaus kommt, hat in der Regel jemand aus der Familie probiert, den störenden Gegenstand herauszuholen, und ihn dabei noch tiefer versenkt. Als Chirurg hat man dann zwei Möglichkeiten: Entweder versucht man, den Fremdkörper an Ort und Stelle herauszuholen, während das Kind wach ist, oder man bringt das Kind in den OP und macht es unter Vollnarkose. Aus allen denkbaren Gründen ist die erste Alternative besser, sie erfordert aber eine gewisse Entschlossenheit.

Als ich mich das erste Mal in dieser Lage fand, brachte ich zwanzig vergebliche Minuten damit zu, eine Vierjährige zum Stillliegen zu bewegen, damit ich eine kaum sichtbare Perle aus ihrem rechten Nasenloch heraushebeln konnte. Mit Bitten erreichte ich nichts. Eine erfahrene Schwester, der aufgefallen war, wie naiv ich an die Sache heranging, kam hinzu und zeigte mir, was zu tun war. Nachdem sie den Eltern erklärt hatte, was sie vorhatte, legte sie der Kleinen die Arme an die Seiten und wickelte sie fest in ein Laken, sodass sie aussah wie ein Würstchen im Schlafrock. Sie legte das brüllende Kind aufs Bett, bat den Vater, den Kopf seiner Tochter zu halten, und gab mir mit einem Nicken zu verstehen, dass ich anfangen sollte. Nun, da mein Schützling ruhiggestellt war, brauchte ich ganze fünf Sekunden, um die Perle mit meiner Hobson-Horn-Sonde aus der Nase zu angeln, und kurz darauf verließ die Familie erleichtert die Abteilung.

Leider muss man nicht nur bei derartigen harmlosen Fällen grob zu einem kranken oder verletzten Kind sein. Manchmal musste ich meinen ganzen Mut zusammennehmen und einem Kind um des guten ärztlichen Handelns willen etwas Schreckliches antun. Einer dieser Vorfälle ist mir besonders im Gedächtnis geblieben.

Während des halben Jahres in der Notaufnahme verbrachte

ich wie jeder Arzt im Praktikum einen Monat in der Kindernotaufnahme, die gleich neben der für die Erwachsenen lag. In diese Spezialabteilung kamen Säuglinge und Kinder aus einem großen Einzugsgebiet. Wir Jungärzte hatten klare Anweisungen: Kinder unter einem Jahr wurden ausschließlich von pädiatrischen Fachärzten untersucht. Um alle anderen konnten sich auch Novizen kümmern, also wir.

Eines Nachmittags saß ich am Empfang der Kindernotaufnahme und schaute mir mit bangem Herzen die unglücklichen kleinen Kinder ringsherum an, die alle darauf warteten, untersucht zu werden. Ich hoffte verzweifelt, dass sie alle noch nicht das erste Lebensjahr vollendet hatten, noch zu klein und zu fragil waren, als dass eine so unerfahrene Ärztin wie ich sie anschauen musste. Da läutete das Unfall-Telefon.

Ich nahm ab. Der Anruf kam von einem Krankenwagen, der sich durch den Verkehr den Weg zu uns bahnte. Der Sanitäter sagte mir, wir sollten uns auf die Ankunft von Elena, zehn Jahre alt, vorbereiten, die sich das Bein gebrochen hätte. In zwei Minuten seien sie da. Ich benachrichtigte die Stationsschwester. Eine Kabine wurde frei gemacht und der diensthabende orthopädische Chirurg telefonisch informiert. Die Eltern, die im Vorraum mit ihren kleinen Kindern darauf warteten, dranzukommen, wirkten irritiert, als sie sahen, wie wir auf einmal umhereilten, vielleicht begriffen sie, dass es so aussieht, wenn Krankenhauspersonal ein Kind erwartet, das wirklich krank ist. Es schien, als drückten sie ihre Kinder fester an sich, so als wollten sie sie vor dem in Schutz nehmen, was gleich hier passieren würde.

Dann war das angekündigte Kind da. Es gab die seltsame Dissonanz, wie sie bei Ankünften dieser Art häufig vorkommt: Echte Sanitäter ersetzten die, die man sich zuvor vorgestellt hatte; da waren Geruch und Aussehen von Menschen unter positivem Stress; kalte Luft drang von draußen herein, zog in alle Winkel des überheizten Raumes; dazu der überlaute Lärm von neuen Stimmen und schepperndem Metall, das Quietschen von Gummirädern und Schuhsohlen. Über alldem das Weinen eines Kindes, das nicht bloß Theater machte.

Ein Sanitäter erzählte mir, was passiert war. Elena hatte mit ihrer Schwester im elterlichen Garten gespielt. Dort gab es ein Klettergerüst mit Seilen und eine Schaukel. Sie hatten die Schaukel um die Längsachse eingedreht und sie dann, sich kopfunter einhängend, wieder auftrudeln lassen. Als Elena an der Reihe war, hatte sie in ihrem Freudengekreisch und vor leichter Benommenheit einen Fuß nach unten gesetzt. Doch anstatt über die Erde zu scharren und sich weiter mit ihr aufzudrehen, war ihr Fuß in einer Unebenheit im Boden hängen geblieben, sodass ihr Bein sich nicht weiterbewegen konnte, während sich der Körper weiter ausdrehte. Elenas Mutter hatte sofort einen Krankenwagen gerufen, als sie sah, wie schwer ihre Tochter verletzt war. Sie hätten dem Mädchen über den Tropf Flüssigkeit und Morphium gegeben, ergänzte der Sanitäter. Die Mutter suche noch einen Parkplatz und würde gleich nachkommen.

Die Sanitäter gingen, und ich war allein mit Elena. Nach der ganzen Hektik war ich von der plötzlichen Stille wie vor den Kopf geschlagen, und ich wusste nicht recht, was ich tun sollte. Blut war bereits ins Labor unterwegs, die Schmerzen wurden behandelt. Ich wartete auf eine Eingebung, aber mir kamen nur überflüssige Gedanken. Darunter die narzisstische Beobachtung, dass das Mädchen mich an mich selbst erinnerte, als ich so alt war wie sie: die Gestalt, das Haar, der humorlose Ernst der Stirn. Ich merkte auch, dass sie starke Schmerzen hatte, die in Schüben kamen; ihre Ruhe wurde von kurzen jähen Klagelauten unterbrochen, als mache sich das Gehirn des Kindes mit einem neuen Schaltkreis vertraut und müsse zum wiederholten Male anerkennen, dass die Welt, ja, doch, so schrecklich sein konnte. Elena hielt einen Plüschhasen fest an sich gedrückt, wie eine schwarze Version des Samtkaninchens aus dem gleichnamigen traurigen Kinderbuch. Später erzählte sie mir einmal, ihr Hase heiße Snowy.

Ich fand, es hätte wenig Sinn, die Anamnese aufzunehmen, bevor Elenas Mutter da war. Meine Patientin hatte offensichtlich so starke Schmerzen, dass sie mir kaum würde antworten können. Und die Vorstellung, sie untersuchen zu müssen, lähmte mich. Wie sollte ich das Bein dieses Kindes anfassen, wenn sie schon jetzt solche Qualen litt, die ich damit nur verstärken würde? Und wie als Antwort auf meine Gedanken vernahm ich hinter mir die Stimme Mr. Renlows, eines jüngeren orthopädischen Chirurgen, der sagte: «Sie brauchen sie nicht anzufassen. Schauen Sie. Sie hat eine Oberschenkelfraktur.»

Ich atmete auf bei der Ankunft dieses Kollegen, mit dem ich schon mehrere Male Unfallpatienten versorgt hatte. Er war viel erfahrener als ich, und ich war froh, dass er das Zepter übernahm. Doch meine Erleichterung war nur von kurzer Dauer.

Mein attraktiver Kollege hatte mich aufgefordert, mir die Verletzung unserer Patientin anzusehen, und als ich es tat, fiel mir etwas auf, was ich noch nie gesehen hatte. Elenas in Shorts steckende Beine waren asymmetrisch. Das linke hatte das schöne Profil, wie es das Auge erwartet, obgleich es, wie in Mitgefühl zum anderen Bein, ebenfalls zitterte. Das betroffene Bein war vom Knöchel bis zum Knie auch gerade. Weiter oben jedoch sah der Schenkel seltsam aus, wie verbreitert. Das Femur, dieser wunderschöne längste Knochen des Körpers, war wie aus der Bahn geraten, und man hätte meinen können, an einer Stelle in der Schenkelmitte befände sich ein zusätzliches Gelenk; eine Ecke drückte durch das weiche Gewebe, wo eigentlich eine gerade Linie sein sollte.

«Wir müssen die Fraktur einrenken. Damit die Schäden an den Weichteilen nicht noch größer werden», sagte Mr. Renlow. «Anschließend machen wir ein paar Röntgenbilder, dann sehen wir weiter. Sieht aus wie eine klassische Torsionsfraktur. Sie halten das Bein oben, und ich drehe es gerade.»

Bei diesen Worten fing Elena an zu schreien und hörte bloß kurz auf, um Luft zu holen. Eine Schwester kam herein und stellte sich uns gegenüber ans Bett. Sie nahm die Hand der Kleinen und redete beruhigend auf sie ein.

Ich wollte zur Schwester hinübergehen, wollte die Hand des Kindes halten, es streicheln und trösten. Ich wollte eine von den Guten sein. Aber mein Verstand gebot mir, zu tun, was meine Aufgabe war, dem Orthopäden bei allem zu assistieren, was er für medizinisch geboten hielt. Ich streckte die Hand zu Elenas Bein aus, und sie sagte: «Nicht anfassen. Bitte nicht anfassen», aber da hatte ich sie schon berührt. Mit einer Hand hielt ich sie an der Hüfte, mit der anderen umklammerte ich den Oberschenkel, und kurz darauf brach Elenas markerschütternder Schrei los, und ich spürte unter der Hand ein zermürbendes Knirschen, als mein Kollege die getrennten Knochenstücke gegeneinander verschob und wieder zusammenführte.

Es hatte nur Sekunden gedauert, und ich hatte weder Zeit, mich umzusehen, noch, in mich hineinzuhorchen, da hatte Mr. Renlow schon die Bremsen des Bettes gelöst und bedeutete mir mit einem Nicken, ihm zu helfen, das Bett hinaus und zum Röntgen zu fahren. Später am Nachmittag zeigte er mir die Aufnahmen, auf denen eine lehrbuchmäßige Torsionsfraktur zu erkennen war, eine schwarze Linie, die sich wie ein Korkenzieher durch den weißen Knochen zog. Elena bekomme ihr Bein noch heute genagelt und verplattet, sagte er, sein Chefarzt sei optimistisch, dass die Fraktur gut ausheilen werde. Dadurch, dass wir den Bruch eingerenkt hatten, waren die Gewebeschäden klein geblieben.

Dass man bei der medizinischen Versorgung von Kindern behutsam sein muss, versteht sich aus ethischen Gründen von selbst. Und in der Tat hat die Sorge um das Wohl des Kindes in der Medizin und der Chirurgie inzwischen oberste Priorität. Pädiatrische Abteilungen sind längst nicht mehr die kargen, unfreundlichen Orte, die sie einmal waren. Eltern werden nicht mehr von der Station verscheucht, wenn ihre Kinder über Nacht im Krankenhaus bleiben müssen. Das ärztliche Personal ist angehalten, auf weiße Kittel, förmliche Titel und andere Standesmerkmale zu verzichten, die Kinder einschüchtern könnten. In vielen Kliniken dürfen Kinder, die operiert werden müssen, den Weg zum OP in motorisierten Spielzeugautos zurücklegen, damit sie über den Spaß dabei von dem Zweck ihrer Fahrt abgelenkt werden.

Aber so offensichtlich und notwendig es ist, zu wissen, wann man mit Kindern wie behutsam umgehen muss, ist nicht immer leicht. Wenn schon erwachsene Patienten sich zuweilen schwertun, um das zu bitten, was sie benötigen, und seien es Gefälligkeiten, so können Kinder einem in dieser Hinsicht noch mehr Rätsel aufgeben. Säuglinge weinen wenigstens und teilen einem auf diese Weise mit, dass man irgendetwas nicht richtig macht. Bei älteren Kindern lassen sich die Signale, die sie aussenden, manchmal nur schwer deuten.

Ich erinnere mich noch genau an den Fall eines Kindes, dem ich das Mitgefühl, das ich hätte empfinden sollen, nicht entgegenbringen konnte. Es war ein Junge, Ben, und wie Elena war er zehn Jahre alt. An einem Tag, an dem ich Bereitschaft hatte, war er mit starken Kopfschmerzen ins Krankenhaus aufgenommen worden. Mein Facharztkollege hatte sein Stethoskop versehentlich am Bett des Jungen liegengelassen, und als Vorwand, das für ihn zu erledigen, wies er mich an, doch vor Anbruch der Dunkelheit nachzusehen, ob Ben es bequem hatte. Ich haderte mit der Bitte. Dass mein Vorgesetzter mich behandelte wie seine Sklavin, geschenkt, aber ich ging nie gern zu Kindern. Ich wusste nicht, wie ich mit ihnen sprechen sollte, und hatte das Gefühl, dass sie mich nicht mochten.

Widerwillig trabte ich zur Kinderstation. Eine Schwester saß als Zerberus am Eingang, und ich fragte sie, wo ich Ben fände. Auf dem Weg zu seinem Bett passierte ich ein buntes Wandbild, auf dem ich zwischen anderen Figuren den Fisch aus *Findet Nemo* entdeckte. Und ich begegnete einem Hilfspfleger, der von einem Wagen das Abendessen ausgab, der wie die Lokomotive Thomas aussah und entsprechend bemalt war.

Das Sechsbettzimmer, in dem Ben lag, hieß Green Bay und war passend zum Namen wie ein Dschungel gestaltet. Die Tapete war mit exotischen Bäumen bedruckt, und an den Wänden hingen alle möglichen gespenstischen Tiere und Vögel. Aus dieser fröhlichen Umgebung stach Ben sofort heraus. Er sah nicht fern, obwohl über jedem Bett ein Apparat von der Decke hing. Und im Gegensatz zu den anderen Kindern hatte Ben auch weder Mutter noch Vater bei sich. Er saß allein im Schneidersitz auf seiner Decke und hatte einen Schlafanzug mit Paisley-Muster an. Darauf wirbelte es in violetten Tönen so wild durcheinander, dass erst die rötlich-braune Farbe von Kragen und Beinabschlüssen das Auge daran erinnerte, dass dies eigentlich ein Altherrenschlafanzug war. Linkisch näherte ich mich dem Jungen. Als er mich sah, klappte er sein

Buch zu, eines von Susan Cooper, wie ich nun sah. Diese Geschichten hatte ich als Kind sehr gemocht und unterdrückte den spontanen Drang, zu fragen, ob ich mal schauen dürfe. Stattdessen stellte ich mich mit meinem Vornamen vor, wie man es bei Kindern machen soll. Ben nannte mir seinen Namen nicht, sondern sah mich nur groß an, wartete ab, was als Nächstes von mir kommen würde, und das war die Frage nach seinen Eltern. Seine Mutter sei nach Hause gegangen, teilte er mir mit. Er hatte drei kleinere Brüder, um die sie sich kümmern müsse, und sein Vater sei geschäftlich verreist.

Da ich in der Krankenakte schon eine vollständige Anamnese und die Ergebnisse der Erstuntersuchung vorfand, sagte ich Ben, ich habe nur kurz vorbeischauen wollen, bevor es dunkel wurde, und fragen, ob er alles habe. Er nickte, ich griff erleichtert nach dem Stethoskop meines Kollegen und verließ die Station, keine fünf Minuten nachdem ich gekommen war.

Nächtliche Bereitschaftsdienste variieren zwischen totaler Ruhe und totaler Hektik, und am schlimmsten sind die, die irgendwo zwischen beiden Extremen liegen. Dass man die Nacht durchschlafen kann, weil nichts zu tun ist, kommt selten vor und ist ein Geschenk. Dass man so viel zu tun hat, dass man sein Bett im Bereitschaftszimmer nicht mal aus der Nähe sieht, bringt einen richtig auf Touren und ist auch okay. Aber diese Nacht war weder Fisch noch Fleisch. Mal wurde ich auf eine Station zu einem Patienten gerufen, mal in die Notaufnahme, aber jedes Mal einzeln. Ich hatte ja keinen Dienstplan abzuarbeiten, sodass nach jedem Einsatz theoretisch die Aussicht auf eine Ruhepause bestand. Doch bisher hatte sich mein nörgelnder Pieper jedes Mal genau dann wieder gemeldet, wenn ich eine Aufgabe gerade erledigt hatte.

Kurz vor drei Uhr morgens drückte ich schließlich – Sesam,

öffne dich – die Zahlenkombination des Bereitschaftszimmers. Putzte mir die Zähne, zog die Schuhe aus, räumte den Stapel Männermagazine von dem Schränkchen neben dem Bett und verfrachtete sie in den türlosen Schrank, auf die schmutzigen Kittel, alten Schuhe und Drahtkleiderbügel, die dort herumlagen. Zuletzt schob ich die Hände unter mein OP-Shirt und hakte meinen BH auf, damit ich bequemer schlafen konnte, ohne ganz auszuziehen, was ich nur wieder anziehen musste, wenn ich aus dem Bett geklingelt wurde.

Auf der mit Laken bezogenen Schaumstoffmatratze breitete ich die dünne Decke über mich, musste an Internatsbetten denken, und plötzlich kam mir eine Zeile von Thomas Hardy in den Sinn, obwohl ich nicht wusste, woher sie stammte: «Hart mach mein einsames Lager, ich wollt', es wär unter der Erde.»

Schon im Liegen hakte ich noch den Pieper ab und deponierte ihn auf dem Nachttisch. Dort hatte ich schon meinen Stift und ein Blatt Papier bereitgelegt, weil ich immer aufschreiben muss, was mir mitgeteilt wird, wenn mich ein Anruf aus dem Schlaf reißt. Es ist sehr schwer, nach einem Schlummer sofort aufs ärztliche Tun umzuschalten. Und dann machte ich das Licht aus. Ich drehte mich nicht auf die Seite. Ich musste immer erst ein Weilchen auf dem Rücken liegen und mich beruhigen, bevor ich an Schlaf denken konnte. Nicht lange, und die einschläfernde Stille des Zimmers wurde wieder von Piepen zerrissen.

Ich sah auf die Leuchtzeiger meiner Uhr. Es waren nur zwei Minuten vergangen. Ich schaltete die Lampe wieder an, wahrscheinlich war der Glühfaden in der kurzen Zeit noch nicht einmal ganz erloschen, und las auf dem kleinen grünen Schirm meines Piepers ab, welchen Hausapparat ich anrufen musste. Vielleicht wurde ja nur eine telefonische Auskunft von mir verlangt oder schlimmstenfalls ein Gang in die Notaufnahme, einen bloßen Steinwurf von meinem Zimmer entfernt.

Die Nummer, die ich wählte, erreichte ihren Anschluss. Eine Schwester auf der Kinderstation nahm ab, am weitesten entfernt von dort, wo ich gerade wohlig lag. Sie teilte mir mit, ich müsse nach Ben sehen, bei dem die Schmerzlinderung nicht klappte und der nicht schlafen konnte. Ich streckte mich noch einmal auf dem Rücken aus, nur für einen Moment, so lange, dass ich mir jede Faser des angenehmen Lagers einprägen konnte, von dem ich mich erheben musste.

Ich setzte mich auf, hakte den BH wieder zu und schlüpfte in die Schuhe. Nahm Pieper, Stift und Papier an mich und trabte los. Der Weg in den Korridor des Haupthauses führte mich durch die Ärztekantine, wo in der typischen Landschaft aus Fastfood-Behältern mehrere Personen behelfsmäßig auf zusammengestellten Stühlen ausgestreckt schliefen, eine junge, schön geschminkte Ärztin ein Curry aus einem Folienbehälter aß. Kurz darauf war ich an der jetzt nur schwach beleuchteten Kinderstation angelangt. Durch die Glasstreifen der beklebten Tür sah ich Nemos buckligen Kopf und den vor einer Wand geparkten Lokomotive-Thomas-Wagen, der immer noch düster grinste.

Ich meldete mich per Gegensprechanlage und ging, vom Summer begrüßt, hinein zur Rezeption. Eine Nachtschwester saß dort unter einer Schreibtischlampe, aß einen Donut und blätterte in einem Promi-Magazin, über dessen Seiten der Zucker rieselte, als sie sie umschlug.

«Ich komme, um nach Ben zu sehen», sagte ich.

Sie hob den Blick, nicht zu mir, sondern zu dem weißen Brett an der Wand hinter mir, auf dem die Namen der Kinder standen, und verkündete, nachdem sie Kopf und Blick ein wenig in Richtung der Kaffeeküche gedreht hatte, zu der es hinter ihr ging: «Green Bay. Bett sechs.»

Etwa zehn Sekunden später erschien eine junge Schwester. Ihrem Comic-Namensschildchen nach hieß sie Julie. Sie sah wach und tüchtig aus, und wir lächelten uns zu. Dieser Gruß war unsere gegenseitige Übereinkunft, dass wir einander nichts Böses wollten, dass wir beide wussten, was wir hier taten, und dass sie mir meine Aufgabe nicht unnötig schwermachen würde, nur weil sie gerade die Schwester und ich die Ärztin war. Dann sagte sie: «Den größten Teil der Nacht ging es ihm gut, und wir haben nicht viel von ihm gehört. Für einen Jungen ist er ziemlich ruhig. Aber ungefähr vor einer Stunde fing er an zu weinen. Sagt, dass ihm sein Kopf sehr wehtut. Dass er nicht schlafen kann. Die allgemeinen und die neurologischen Befunde sind alle stabil. Ich glaube, er hat einfach Schmerzen.»

Sie fügte hinzu, Ben sei oral zu verabreichendes Morphium verschrieben worden, die Verordnung stehe aber nicht an der Stelle des Medikamentenplans, die es ihnen erlaube, es regelmäßig zu geben, außerdem sei die verschriebene Dosis nur klein. Sie reichte mir eine Arzneimittelliste für Kinder und sah mir kameradschaftlich über die Schulter, als ich oral zu verabreichendes Morphium im Index suchte. Ich blätterte zur angegebenen Seite und sah, dass für Ben nur die Hälfte dessen aufgeschrieben war, was er bekommen durfte. Mir wurde leichter bei der Aussicht, dass es eine kurze und unkomplizierte Visite werden und ich bald wieder im Bett liegen würde.

Bens Medikamentenplan, sagte Julie, hänge an seinem Bett, und so ging ich durch den kurzen Flur in die Green Bay, wo ich am frühen Abend schon einmal gewesen war. Die Dschungeltapete an den Wänden sah jetzt nicht mehr ganz so fröhlich aus, sondern erinnerte mich an den etwas bedrohlichen Wald aus *Wo die wilden Kerle wohnen*, in den sich das Zimmer des Jungen verwandelt. Ich musste mich fast tastend zwischen den sechs Betten fortbewegen – es war dunkel, und die meisten Vorhänge waren zugezogen – und ging mit unsicherem Schritt. Die drei Betten linker Hand waren ganz hinter Vorhängen verborgen, und bis auf ein Schnarchen, ein leises Röcheln eines niedlichen Kinderrachens, kam von dort kein Geräusch.

Bei den ersten beiden Betten rechter Hand standen die Vorhänge einen Spaltbreit offen. Im ersten sah ich einen Vater, der das schmale Lager mit seiner kleinen Tochter teilte. Ihr eingegipster Arm schaute unter seinem sie umfangenden Arm heraus, und beide schienen fest zu schlafen. In der nächsten Kabine lag ein Junge allein in seinem Bett, neben ihm hatte sich die Mutter auf drei offenbar aus dem Korridor geholten Plastikstühlen ausgestreckt. Unter ihrem Kopf lag ein zusammengefalteter Mantel, und ihr rechter Arm ruhte neben der schlafenden Gestalt auf der Matratze.

Hinter dem letzten Vorhang, der im Dunkeln aussah wie eine feste Wand, war Ben. Seine Nachttischlampe brannte. Er lag auf der Seite, das Gesicht zum Fenster, den Rücken zu mir. Er hatte die Beine zum Bauch hochgezogen, und unter dem Paisley-Chaos seiner Schlafanzugjacke zeichnete sich über den ganzen Rücken das viel ruhigere Muster seiner Wirbel ab. Wo ein Stofftier hätte sein können, drückte Ben sich ein Knäuel aus einem Zipfel Laken und einem Zipfel Decke an die Brust. Der zu seiner Kabine gehörende Plastikstuhl stand zwischen ihm und dem Fenster, und der andere Arm des Jungen lag auf dem harten orangen Sitz.

Er hatte mich wohl kommen hören, denn als ich seinen Arm sah, zog er ihn blitzschnell an den Körper zurück. Ich ging um sein Bett herum, nahm dabei die Karte mit dem Medikamentenplan aus ihrer Halterung und setzte mich auf den Stuhl, der sich durch die Baumwolle meines Anzugs hindurch kühl anfühlte. Aus den Tiefen meiner Erinnerung tauchte plötzlich eine Assoziation auf zwischen dem Alter dieses Jungen und einer ebensolchen Kälte am Gesäß, von der Oberfläche eines ebensolchen Stuhls in irgendeiner öffentlichen Einrichtung. Anders als beim ersten Mal sah Ben mich jetzt an und begrüßte mich leise. Nachts sah er noch jünger aus.

«Die Schwester sagt, dir tut der Kopf weh», sagte ich in einem Ton, den ich irgendwo zwischen Stimme für ein Kind und Stimme für einen Erwachsenen ansiedeln wollte, was mich unaufrichtig klingen ließ. Er nickte, blickte mich kurz an und dann wieder an mir vorbei zu dem öden Fenster. Sein Kinn kräuselte sich jetzt ein wenig, als würde er gleich anfangen zu weinen. Es war wohl so, wie wenn ein anderer ausspricht, dass man selbst Schmerzen hat und einen das zum Weinen bringt. Trotzdem dachte ich, bitte nicht, denn ich hoffte immer noch auf das warme Bett, aus dem ich gerade aufgestanden war.

«Sind die Schmerzen noch genauso wie vorher und bloß schlimmer, oder fühlt es sich anders an?», fragte ich, und er sagte: «Genauso.»

«Gut, ich setze deine Schmerzmittel hoch», sagte ich. «Und dann schläfst du ein bisschen. Morgen früh finden wir raus, warum es dir so schlechtgeht.»

Der Junge, der mir eben noch so offen vorgekommen war, wirkte nun wieder in sich gekehrt und gab keine Antwort. Er lag still und schwieg. Ich wusste nicht mehr weiter, war erschöpft und sogar ein bisschen ängstlich, ohne zu wissen, warum. Ich sah auf die Uhr. Es war halb vier. Ich wollte nicht noch länger herumstümpern. Dass dieser Junge schlecht dran war, wusste ich mehr mit dem Verstand als mit dem Herzen.

Ich sehnte mich nach meinem gemütlichen, schäbigen Rückzugsraum.

Deshalb änderte ich Bens Medikamentenverordnung, erhöhte seine Schmerzmitteldosis in der Spalte für die regelmäßigen Gaben. Ich klopfte Ben auf die Schulter, gab ihm den derben Tätschler, wie ich ihn von zahllosen älteren Chirurgen kannte, und registrierte überrascht, wie dünn sich seine Knochen unter meiner Hand anfühlten. Ich verließ sein Bett, verließ das Zimmer und ging durch den Flur zum Stationsausgang.

Julie war da und bedankte sich herzlich dafür, dass ich so schnell gekommen war. Durch die Liebenswürdigkeit ihrer echt gemeinten Worte, ganz ungewöhnlich an einem normalen Arbeitstag, wich die Beklommenheit, die ich innerlich spürte, dem angenehmen Gefühl, eine tüchtige Ärztin zu sein, die stets und ständig auf den Beinen ist. Ich kehrte in mein Zimmer zurück und schlief fest, bis es bald darauf wirklich Morgen wurde.

Kurz bevor ich nach Hause ging, um dort richtig auszuschlafen, setzte ich mich noch mit der Stationsärztin zusammen, die gerade zur Morgenvisite aufbrechen wollte, und berichtete ihr von den Ereignissen der Nacht, darunter meinem Besuch bei Ben. Ich sagte ihr, dass ich ihm das Morphium heraufgesetzt hatte, und erwähnte auch, dass mich, wie ich erst im Nachhinein merkte, noch irgendetwas anderes bei dem Jungen beunruhigt hatte. Dass ich, als ich ihn sah, ein ungutes Gefühl gehabt hatte. Meine Vermutung ließ ich unerwähnt: Ich hatte ein schlechtes Gewissen, weil ich einem Kind so wenig hatte geben können, weil ich nicht ahnte, was es brauchte, sondern nur wusste, dass es litt.

Im Lauf der Woche erfuhr ich, dass Ben gestorben war. Er hatte es nicht einmal bis zu dem Scan geschafft, der gemacht werden sollte. Die Autopsie ergab, dass er einen seltenen Hirntumor hatte, ein Pineoblastom. An dem damit einhergehenden Hydrozephalus war Ben ganz plötzlich gestorben. Während seines kurzen Aufenthalts im Krankenhaus hatte er selten geklagt, und deshalb hatte niemand seine Symptome so ernst genommen, wie es nötig gewesen wäre.

Für mein Verhalten in jener Nacht schäme ich mich noch heute. Sicher, ich war müde. Vielleicht habe ich mir widersinnigerweise sogar eingeredet, mit zehn Jahren sei man alt genug, über Nacht allein zu bleiben, weil ich selbst in dem Alter alle Nächte ohne elterliche Obhut verbracht hatte. Vielleicht habe ich sogar gespürt, dass der Tod im Zimmer war, wie ich es, seit ich Ärztin bin, mehrmals erlebt habe, und deshalb den atavistischen Drang gehabt, wegzukommen von diesem Kind, das der Tod bereits in den Armen hielt.

Seit ich eigene Kinder habe, verstehe ich besser, weswegen ich damals so beklommen war. Wenn ein krankes Kind nachts weint, sind Medikamente das Letzte, woran es denkt. Und Ben brauchte von mir genau die Herzenswärme, die ich geben konnte, wie viel oder wie wenig es auch gewesen wäre. Allein, ohne Vater oder Mutter, in dem schrecklichen Solipsismus seiner Schmerzen, suchte Ben die Nähe eines anderen Menschen, ein Bedürfnis, das er in seinem Alter nicht zur Sprache bringen konnte. Und diesen Trost konnte er bei mir nicht finden.

Außenstehende wollen von Chirurgen oft wissen, wie wir es ertragen, Menschen aufzuschneiden, wie wir so rabiat sein können. Sicher, das Fehlen von Sentimentalität, die Fähigkeit, emotionale Zweifel in Schach zu halten und entschlossen zu handeln, ist für einen Chirurgen eine Kardinaltugend, ohne die er seine Arbeit schlicht nicht machen könnte. Und sie mag ab und zu durchaus erfordern, dass man sich hart macht – trotz des natürlicheren Instinkts zur Sanftheit.

Ein guter Chirurg muss aber auch behutsam sein können. Muss fähig sein, die Härte abzulegen, die zur Ausübung seines Berufs unverzichtbar dazugehört. Wenn wir das nicht tun, üben wir Verrat an unseren Patienten, für die wir in den entsetzlichsten Momenten ihres Lebens möglicherweise die einzige erreichbare Quelle menschlichen Trosts sind. Und das ist nirgends wichtiger als im Umgang des Chirurgen mit den ganz Kleinen.

ÄUSSERLICHES

Welches chirurgische Spezialgebiet man auch wählt, überall gilt es, kleine und große Operationen handwerklich zu erlernen. Allgemeinchirurgen müssen Hämorrhoiden genauso behandeln wie Darmkrebs. Orthopädische Chirurgen müssen genauso eingewachsene Zehennägel in Ordnung bringen, wie sie Gliedmaßen erhalten müssen. Der Neurochirurg muss sich ebenso oft um Rückenschmerzen kümmern wie um Hirntumore.

Als ich mich auf die HNO-Chirurgie zu spezialisieren begann, glaubte ich, die Aneignung von Methoden der kosmetischen Chirurgie sei der Preis, den man für eine insgesamt wertvolle Ausbildung in der Kopf-und-Halstumor-Chirurgie zahlen musste. Wie die meisten jungen Leute wollte ich ein großer Chirurg werden, der Leben rettet, und nicht jemand, der Leuten zu einem hübschen Aussehen verhilft. Deshalb war ich enttäuscht, als ich eines Samstags gebeten wurde, bei einem Eingriff zu assistieren, der nicht ganz in mein recht simples chirurgisches Weltbild passen wollte: bei einem Facelifting.

Dass ich bisher noch nie bei einer kosmetischen Operation assistiert hatte, hinderte mich nicht daran, sie nicht richtig zu finden. Ich hegte eine unausgesprochene Abneigung gegen Privatkrankenhäuser, in denen solche Operationen meist stattfinden, und war, nicht weniger grünschnäbelig, der Ansicht, im Gesicht einer Frau herumzuschneiden, damit sie besser aussieht, sei Teil einer patriarchalischen Verschwörung, gegen die zu protestieren meine Pflicht war.

Außerdem waren die Stimmen, die ich über den Chirurgen gehört hatte, dem ich assistieren sollte, durchaus gemischt gewesen. Rufus Wells hatte in den USA studiert und war mit dem dort erworbenen Know-how in seine Heimat Großbritannien zurückgekehrt. Er galt als Praktiker der alten Schule mit großem chirurgischem Repertoire und als Schürzenjäger. Beliebt war er nicht, was zum Teil an seiner großen hiesigen Privatpraxis lag, als hervorragender Chirurg anerkannt aber schon.

Als ich an besagtem Samstag mit dem Auto losfuhr, dachte ich in erster Linie daran, dass ich hier Zeit verplempern würde. Es interessierte mich nicht, einen Eingriff zu erlernen, der in meinen Augen unmoralisch war. Außerdem rechnete ich sowieso nicht damit, selbst schneiden zu dürfen, denn die Patientin würde den Chefarzt haben wollen, dem sie viel Geld dafür zahlte, dass er alles selber machte. Eine Stunde später bog ich wie verabredet in die Zufahrt der Privatklinik ein. Das feine Knirschen der Reifen auf dem Kies entging mir nicht, und es ärgerte mich, dass ich etwas mit so einem Geräusch zu tun haben sollte. Aber ich war dafür verantwortlich – und war es auch wieder nicht, genau so, wie man nichts dafür kann, dass der Magen genau dann knurrt, wenn man das am wenigsten braucht und sich vom eigenen Körper im Stich gelassen fühlt.

Beim Betreten des Krankenhauses war ich angenehm überrascht, als die Frau, die mich an der Rezeption begrüßte – schon das etwas ganz Neues für mich –, mir sagte, ich könne direkt vor der Tür kostenfrei parken, und sich erkundigte, ob ich gut hergekommen wäre, so als sei ich um die halbe Welt gereist, um meine Pflicht zu tun. Ich war dankbar, unterdrückte das Gefühl jedoch und ging die Treppe hinauf zu dem Raum, in dem ich, wie man mir gesagt hatte, Mr. Wells und unser Facelift finden würde.

Vor dem Zimmer angekommen, hielt ich kurz inne und lehnte mich dann nach vorn, um die Tür zu öffnen. Es muss an meinen gewichtigen, hochtrabenden Gedanken gelegen haben, dass ich sie mit einem heftigen Schwung öffnete und regelrecht in die Situation hineinplatzte. Mit dem Aufstoßen der schweren Tür erzeugte ich einen solchen Luftstrom, dass die beiden, die sich im Zimmer befanden, aufschraken und sich nach mir umdrehten, als ich eintrat. So hatte ich volle Sicht auf Mr. Wells, den ich kannte, und die andere Person, die ich ja noch nicht kannte. Und die mich zudem in diesem ersten Moment sehr überraschte, denn ich fand mich nicht, wie ich erwartet hatte, einer übermäßig geschminkten, blasierten Frau gegenüber, sondern einem gedrungenen und vollkommen kahlen Mann.

Ich kam nicht in die Verlegenheit, mich sammeln zu müssen und eine Begrüßung zu stottern. Der weltmännische Mr. Wells, der seinen Schützling mit gewinnender Vertraulichkeit mit Vornamen ansprach, sagte bereits: «Louis, das ist meine chirurgische Assistentin für heute.» Die Art und Weise, wie er mich bezeichnete und mich ansah, weckte in mir nicht den Stolz, den ich sonst empfinde, wenn mich jemand daran erinnerte, in welchen Berufsstand ich habe eintreten können. Ich fühlte mich vielmehr sehr weiblich und klein, obwohl etwas an dieser Verkleinerung auch nicht ganz unangenehm war. Ich kam mir vor wie ein appetitliches, absolut unzulängliches Ding, wie ein aus der Zeit gefallenes Dienstmädchen. Sonderbar, wie einen manche Männer zugleich kleiner machen und erheben können, und das auf eine Weise, die einen nicht empört, obwohl der Verstand einem sagt, dass man es sein sollte.

Vielleicht spürte der Patient meine Verlegenheit, denn er nahm den Faden sofort wieder an der Stelle des Gesprächs mit

Mr. Wells auf, wo ich es unterbrochen hatte, aber so, dass ich einbezogen war. Er ließ alles Vorgeplänkel weg. Und so übersprangen wir den Punkt, an dem wir die mir peinliche Situation in eine angenehmere verwandeln mussten, indem wir einfach gleich in die angenehme Atmosphäre einstiegen. Das hat er gut gemacht, dachte ich verdutzt, und so liebenswürdig.

Der Patient sagte, den Chefarzt anblickend: «Ihr Chef wollte mich dazu überreden, auf die Operation zu verzichten, weil ich keine Haare habe, unter denen sich die Narben verstecken lassen.» Seine Stimme klang genauso weich nach Ostküste wie die von Mr. Wells. Offenbar hatten sie sich dort kennengelernt. «Ich sage ihm ständig, dieses Land hat schon auf ihn abgefärbt, wenn er anfängt, Patienten abzuweisen. Außerdem hat er mich sowieso nicht überzeugt. Ich bleibe dabei, und Rufus ist mein Mann dafür.»

Während der ganzen Rede hatte er den Blick auf Mr. Wells gerichtet, das Gesicht aber uns beiden zugewandt. Dadurch hatte ich Zeit, es mir anzusehen, den Teil von ihm, den er mit Freuden unters Messer legen, den er aufgeschnitten und korrigiert haben wollte. Viel Zeit zum Schauen hatte ich zwar nicht, aber sie reichte, denn er intonierte seine Silben langsam, auf eine Art, die mir gefiel und mir nicht ganz fremdländisch erschien, verfeinert nicht nur durch Geld, sondern durch selbstbewusste Männlichkeit.

Sein sechzig Jahre altes Gesicht war relativ rund und klein. Und die Haut sah aus wie gelockert, obwohl mir das vermutlich nur auffiel, weil ich an Gesichtsstraffungen dachte. Es war, als hingen in einem schön möblierten Wohnzimmer zu schwere Vorhänge, ein bisschen wie Hängebäckchen. Er hatte zudem Tränensäcke unter und Runzeln über den Augen. Dennoch passte das alternde Gesicht zu ihm, es war auf eine ansprechende Weise gegliedert, wie oft bei alternden Männergesichtern, wenn sie nicht vom Alkohol zerstört worden sind. Die Haut selbst ist immer noch fest, teilt sich aber zunehmend in einzelne Partien, während bei Frauen das ganze Gesicht einfach in sich zusammensackt.

In diesem Fall befanden sich die einzelnen Partien in einem zwar kleinen, aber angenehmen Gesicht: Die sichelförmigen Tränensäcke, die er entfernt haben wollte, die Wange geteilt durch eine tiefe, aber attraktive Nasolabialfurche. Nahezu ein kubistisches Gemälde. Die Teile passten auch zur Hautstruktur, dem Ausdruck von Wettergegerbtheit, aber glänzend, der von Gesicht und Hals ausging. An der Jugulargrube, kurz bevor das himmelblaue Krankenhausnachthemd aus Batist weiteren Einblick verwehrte, fanden sich die für Männerhälse typischen Sprenkel, rötlich-braun mit kleinen weißen Pünktchen darin.

Der Körper, zu dem dieses Gesicht gehörte, war ebenfalls schmal, und die beiden Teile passten zueinander. Der Patient saß aufrecht im Bett, und trotzdem überragte ihn Mr. Wells noch im Sitzen, obwohl er sich fast über die Patientenakte krümmte. Hinter den beiden war ein Fenster, und davor stand ein Baum, auf den der Wind so viele kleine Blätter geweht hatte, dass das Laub aussah wie ein Pulk von Menschen, die sich vor Lachen ausschütteten, dabei waren die Äste dick und reglos. Die beiden Männerköpfe standen in vollkommen verschiedenem Verhältnis zu dieser knorrigen Messlatte, die sich meinem Blick hier zufällig bot. Der eine überragte sie, der andere lag darunter.

Doch alle diese zufälligen physikalischen Gegebenheiten schienen mir weniger bemerkenswert als die sympathische Art des Patienten. Während ich meinen Gedanken nachhing, hatte Mr. Wells mit purpurrotem Stift ein paar Striche an der Stelle gezeichnet, wo früher der Haaransatz des Mannes gewesen sein mochte, um ihm zu zeigen, wo die Narbe verlaufen würde, eine Narbe, normalerweise von Haaren bedeckt, die er aber nicht hatte.

Und der Patient reagierte auf die Berührung der purpurroten Filzstiftspitze. Der Stift auf seiner Haut schien etwas auszulösen, so als habe der Prozess der Veränderung begonnen, wie auch immer er sie sich ausgemalt haben mochte. Er hatte den Kopf nach hinten geneigt, gerade so weit, dass der Adamsapfel weiß wurde. Weiter nicht. Und er hatte die Augen geschlossen wie in Vorwegnahme des längeren Schlafs, der bald eintreten würde und als träume er sich selbst dabei neu. Er bot sein Gesicht dar. Die Lippen waren aufgeworfen, was die tiefen Furchen neben der Nase glättete – und mich an eine Dragqueen denken ließ oder an einen Pierrot oder an eine Frau, die ihr Gesicht nach vorn hält für die zur Nacht aufgetragene Feuchtigkeitscreme. Oder eben an ein Gesicht, dessen Mimik dahin strebt, ein anderes Gesicht zu werden, eines, das es nicht ist.

Die psychische Offenheit, sich so darzubieten, nahm mich vollkommen für diesen Mann ein. Der Moment, den er die Augen geschlossen hatte, war kurz, die purpurroten Linien waren gezogen und fertig, und er öffnete wieder die Augen. Mr. Wells sagte nickend okay zu seinem Patienten, der noch einmal wiederholte, dass ihm die Narben egal seien.

«Hauptsache, du bringst es für mich in Form, Rufus. Und ich hoffe, du lässt deinen Schützling auch mal Hand anlegen.»

«Nun, das ist ein Angebot», sagte Mr. Wells lächelnd. Und er legte das unterschriebene Einwilligungsformular in die Krankenakte und die Akte auf den Tisch am Ende des Bettes, ganz symmetrisch, alle Papierecken im selben Abstand zu den Ecken des Tisches. Wir verabschiedeten uns dreifach, jeder jeden, und Mr. Wells öffnete die schwere Tür für mich und hielt sie so, dass ich unter seinem Arm hindurchgehen musste wie unter der Goldenen Brücke. Dann gingen wir zusammen durch den Flur zu den Umkleideräumen.

«Wissen Sie, warum er es machen lassen will?», fragte ich, denn diese Frage hatte ich während meiner Fahrt hierher geübt und fand, ich sollte sie auch stellen. Mr. Wells sagte: «Ich gebe nicht so viel auf Gründe. Ich sage den Patienten, ihr Leben wird es nicht verändern. Ich vergewissere mich, dass sie nicht komplett irrsinnig sind. Und das war's. Ansonsten: Wenn sie es gemacht haben möchten, mache ich es.»

Als ich diese Antwort hörte, ging mir auf, dass mich die Worte meines Chefarzts nicht mehr so interessierten wie am früheren Morgen während meiner Fahrt, als ich erwogen hatte, ihn nach den moralischen Implikationen der kosmetischen Chirurgie zu fragen. Einfach, weil ich den Patienten mochte, hatte mein Interesse am Warum und Wozu seiner Wunschoperation nachgelassen. Wäre ich auf meinem hohen Ross sitzengeblieben, wenn ich den Mann weniger sympathisch gefunden hätte? War es letztlich mit meiner kritischen Einstellung gar nicht so weit her?

In dieser Klinik brauchte man kein Zahlenschloss, um in den Frauenumkleideraum zu gelangen, und ich musste an einen Satz von E. M. Forster denken: «Den Menschen zu vertrauen ist ein Luxus, den sich nur die Wohlhabenden gönnen können.» Alles, was im Umkleideraum eines staatlichen Krankenhauses unverschlossen blieb, wäre binnen Minuten gestohlen. Ich betrat den kühlen Raum, in dem ich mich fertig machen sollte. Obgleich ich das nicht wollte, fühlte ich angesichts der hübschen Ausstattung einen freudigen Schauer, für den ich mich geschämt hätte, wäre ich nicht ganz allein gewesen. Der Raum war altrosa gestrichen. Auf Kiefernregalen lag gestapelte OP-Kleidung, und diese Uniformen waren ebenfalls rosa und nicht blau wie die, die ich bisher immer bekommen hatte. Außerdem gab es glänzende Spinde für die festangestellten Mitarbeiter und eine zweite Reihe Schließfächer für Besucher, an deren Schlössern funkelnde Schlüssel hingen, darauf der Name der Klinik und «Willkommen».

Zu dem Gefühl von Luxus trug bei, dass es drei verschiedene Modelle von OP-Hauben gab, «Flair», «Chic» und «Miss» geheißen. Ich nahm mir eine aus dem letzten Stapel, das waren dieselben wie die im staatlichen Krankenhaus, die ich seit Jahren trug. Um die Ecke befanden sich saubere Toiletten und Waschbecken. Die darüber angebrachten Wandspiegel waren von Lampen umgeben, wie man es aus Schauspieler-Garderoben kennt. Neben jedem Waschbecken stand ein Körbchen mit Seifen und Handcreme. Am liebsten wäre ich den ganzen Tag hiergeblieben.

Ich suchte mir ein Set Kleidung aus, das mir beim Anziehen merkwürdig vorkam, denn die Hose fühlte sich an wie auf Maß gearbeitet und war am Knöchel eingehalten. Ich sah nicht nur anders aus, wie eine weichere Version der Chirurgin, die ich war, sondern fühlte mich auch anders. Der OP-Anzug brachte eine neue Seite an mir zum Vorschein, wie es hohe Absätze und ein Kleid sogar bei einer wenig femininen Frau bewirken.

Ich machte mich auf den Weg in den OP, wie er mir beschrieben worden war, und das Erste, was mir beim Eintreten auffiel, war Mr. Wells. Er saß auf einem Stuhl direkt vor der Tür, die ihn aus meiner Perspektive einrahmte. Saß so, wie es nur Männer können: die Beine weit geöffnet, die Aktentasche auf den mächtigen kantigen Knien, die gebräunte Haut an den Knöcheln sichtbar. Hinter ihm war ein Fenster mit Blick auf den darunterliegenden Krankenhausgarten, das einzige Fenster, das ich je in einem OP gesehen habe.

Sein OP-Anzug war mitternachtsblau und sehr dunkel in dem von der Sonne erhellten Raum. Ich kam mir sehr rot vor, als ich dieses tiefe Blau sah, kam mir vor wie eine Frau in der Reklame für Damenbinden. Er und ich, der Gedanke schoss mir durch den Kopf, hätten auf einer Hochzeitstorte für Mediziner stehen können, so betont männlich und weiblich sahen wir aus.

Schweigend wuschen wir uns die Hände und traten an den OP-Tisch, wo unser Patient wie eine perfekte blaue Plastik lag und uns erwartete. Der Anästhesist beugte sich geschäftig über ihn, steckte hier und dort ein Kabel ein, regulierte die Höhe des Tischs, prüfte den Sitz jenes Schlauchs, wie eine Mutter, die noch einmal an einem für den ersten Schultag fix und fertig angezogenen Kind herumzupft.

Mr. Wells begann, indem er im ganzen Gesicht des Patienten eine Mischung aus Lidocain und Adrenalin injizierte, um Blutungen möglichst gering zu halten. Man sah, dass er dieses Lokalanästhetikum aufs i-Tüpfelchen genau verabreichte. Der hydrostatische Druck der Flüssigkeit löste die Haut von der darunterliegenden Muskulatur. Dann deckte er unseren Patienten ab und breitete dabei die Tücher so geschmeidig aus, legte sie so perfekt Kante an Kante, dass ich an etwas denken musste, was ich schon ein paarmal beobachtet hatte: dass man nämlich den chirurgischen Könner an der Eleganz erkennt, mit der er noch die schlichtesten Handgriffe ausführt, die seinen geplanten Eingriff vorbereiten.

Mr. Wells begann mit der Operation der Augenlider und nahm sich zuerst das Oberlid vor. Nachdem er mit dem Stift eine winzige Falte auf beiden Seiten markiert hatte, hob er die schmale schlaffe Partie mit einer dünnen Pinzette vom Auge und schnitt sie mit einer dünnen Diathermienadel ab. Ich verfolgte, wie sich der sichelförmige Hautabschnitt jedes Mal über das Lid erhob, wenn er beim Wegschneiden mit der Pinzette vom Auge abgehoben wurde. An beiden Augenlidern waren die weggenommenen Partien so winzig und leicht, dass die Haut an den Schnittstellen in sich zusammenfiel und aneinanderklebte, so wie Spinnweben, die man mit der Hand wegwischt. Ohne dass Blut zurückblieb, nur die Sichel eines Lids, von dem Haut entfernt worden war, weißlich wie ein winziger vereister Teich, auf dem man mit Miniaturschlittschuhen laufen könnte.

Nachdem diese schmalen Hautpartien entfernt waren, bat Mr. Wells um einen 6-0er-Faden, der so fein ist wie ein blondes Haar, und vernähte die beiden schmalen Spalte, die aussahen wie ein Guckloch in der Wand. Der an den Unterlidern vorgenommene Eingriff verlief ähnlich, allerdings wurde der Augenringmuskel hier zusätzlich an das orbitale Periost, die Knochenhaut der Augenhöhle, angehängt, um besonders viel Straffheit zu erreichen. Von all diesen Augenschnitten blieb nicht mehr zurück als vier kaum sichtbare Linien, die, wie Mr. Wells sagte, im Lauf der nächsten Wochen verblassen und dann nicht mehr zu sehen sein würden.

Während der nächsten Stunden führte Mr. Wells ein außerordentlich schönes Lifting durch. Ich sage das nicht, weil ich schon viele andere mitgemacht hätte, sondern weil ich noch nie bessere Chirurgie gesehen habe. In jedem Stadium der Operation erläuterte mein Chef, was er tat, wies mich auf die Komplikationen hin, die auftreten konnten. Und er reichte mir, wie es sein Patient gewünscht hatte, meinen eigenen feinen Faden, als alles Wichtige getan war, damit ich ebenfalls Teile des frisch gestrafften Gesichts zusammennähen konnte.

Nach Beendigung der Operation ging ich, während Mr. Wells sich bei seinen Mitarbeitern bedankte und mit dem

Anästhesisten sprach, durch den Raum, nahm mir die Akte unseres Patienten und trug ein, welche Schmerzmittel postoperativ zu geben waren. Die Verordnungskarte war in der Mitte der Akte, und ich schlug sie auf einer Seite auf, auf der von akkurater Hand das Patientengespräch über Pro und Kontra einer chirurgischen Gesichtsstraffung dokumentiert war.

Als ich dasaß und die Medikation aufschrieb, dachte ich daran, wie es mir am Morgen gegangen war, wie unwissend ich war, der kosmetischen Chirurgie die Seriosität abzusprechen, und kam mir dumm vor in Erinnerung an mein Urteil. Jetzt war mir klar, dass die Operation, bei der ich an diesem Tag assistiert hatte, Chirurgie auf höchster moralischer Stufe war, eine Chirurgie, bei der zwischen Arzt und Patient erkennbar volles Verständnis herrschte, eine Chirurgie unter angenehmen Bedingungen, mit den richtigen Instrumenten und ohne Zeitdruck. Und nicht zuletzt handwerklich einwandfrei durchgeführte Chirurgie.

Nur selten habe ich höhere chirurgische Standards gesehen als an jenem Tag. Andersherum standen die fragwürdigen Dinge, die ich mitbekommen habe, aber auch nicht in Zusammenhang mit einem spezifischen Eingriff, und ebenso wenig passierten sie in bestimmten Krankenhäusern. Selbst bei lebensrettenden Operationen, die moralisch so hoch angesehen sind, habe ich miterlebt, dass Chefärzte sich mit Eingriffen schmückten, die von Untergebenen ausgeführt wurden, habe miterlebt, dass unvollständig exzisierte Karzinome als volle Erfolge ausgegeben wurden, sowie alle möglichen anderen Unredlichkeiten.

Aus alledem habe ich den Schluss gezogen, dass es so etwas wie moralisches oder unmoralisches Operieren nicht gibt. Tadellos ist eine Operation nur, wenn ihr eine offene Kommunikation zwischen dem Arzt und seinem Patienten vorausgegangen ist, denn Letzterer ist Ersterem – zumindest im OP-Saal – vollkommen ausgeliefert. Und der Erfolg einer Operation – oder sein Ausbleiben – hängt davon ab, wer das Messer in der Hand hält, und nicht, wo er es ansetzt.

VERÄNDERUNGEN

Je weiter man als Arzt vorankommt, desto kleiner wird das eigene klinische Spezialgebiet. Ein gängiger Witz lautet, dass man als Arzt im Praktikum anfängt, der von nichts eine Ahnung hat, und als Chefarzt endet, der von allem keine Ahnung hat. Aus Patientensicht liegt der Vorteil, einen Spezialisten aufzusuchen, auf der Hand: Sobald man weiß, was für eine Krankheit oder Verletzung man hat, möchte man von demjenigen behandelt werden, der das meiste darüber weiß.

Das System der Spezialisierung hat aber auch Nachteile. Wie überall in der Taxonomie gibt es Dinge, die sich nicht leicht klassifizieren lassen. Unter Umständen vergeht viel Zeit, bis ein Patient mit unklaren Symptomen an den richtigen Facharzt überwiesen worden ist. Und seitens des Arztes kann die Fixierung auf das eigene Fachgebiet dazu führen, dass man das klinische Gesamtbild aus dem Blick verliert. Und der Spezialist stellt womöglich fest, dass das von ihm therapierte Problem gar nicht das ist, was behoben gehört.

Schwindelgefühle sind ein gutes Beispiel für ein Symptom, das sich einfacher Klassifizierung entzieht. Es gibt kein medizinisches Fachgebiet, das Anspruch auf dieses Symptom erheben könnte, und es gibt auch keine Lehrmeinung, an deren klinische Vertreter Allgemeinpraktiker ihre an Schwindel leidenden Patienten überweisen können. HNO-Chirurgen bekommen zwar den Großteil dieser Patienten zu sehen, aber sie fallen auch unter die Zuständigkeit von Neurologen, Kardiologen und Psychiatern, um nur einige Disziplinen zu nennen.

Wehe dem Schwindel-Patienten, der an den falschen Facharzt überwiesen wird. Wenn ich einen Patienten sehe, bei dem diese Beschwerden vorliegen, ist es mir immer wichtig, zuerst festzustellen, ob der Patient zu Recht in die HNO überwiesen worden ist. Ich habe weder die Zeit noch die Fachkenntnis, jemanden zu behandeln, dessen Schwindel keine otolaryngologische Ursache hat. Um derlei auszuschließen, frage ich einen Patienten zu Beginn der Untersuchung immer zuerst, ob der Schwindel, über den er klagt, sich wie Drehschwindel anfühlt, ein bisschen so, als säße er auf einem Karussell, oder ob es sich eher wie das drohende Umkippen anfühlt, wenn er in einer heißen Wanne zu schnell aufgestanden ist. Wenn der Patient echten Drehschwindel hat, fahre ich mit der Untersuchung fort. Wenn nicht, bringe ich die Sache so schnell wie möglich zu Ende und überweise den Betreffenden zurück an den Allgemeinarzt, der ihn dann an einen anderen Spezialisten überweisen kann.

Im Allgemeinen klappt das gut, und die meisten Patienten landen im richtigen Sprechzimmer. Wenn der Allgemeinmediziner clever ist, landet der Patient mit Glück vielleicht sogar sofort bei mir, der HNO-Fachärztin. Ideal ist das aber dennoch bei weitem nicht. Schwindelpatienten, die irrtümlich an mich überwiesen wurden, sind verständlicherweise verärgert, wenn sie merken, dass ich nur deshalb das Interesse an ihnen verliere, weil ihre Beschwerden zufällig nicht direkt in meinem Fachgebiet liegen. Sie haben womöglich wochenlang auf den Termin bei mir gewartet und müssen dann unter Umständen noch einmal warten, bis sie einen bei einem anderen Facharzt bekommen.

Manchmal erweist sich die enge Beschränkung auf das Organsystem, in dem wir fachärztlich geschult sind, aber nicht bloß als unpassend, sondern sogar als lebensgefährlich. Was ein Freund meiner Familie, der zufällig selbst Arzt ist, kürzlich erlebte, veranschaulicht das gut.

Tony ging vor einer Weile mit starken Unterleibsschmerzen in die Notaufnahme bei ihm in der Gegend. Er wurde in die Allgemeinchirurgie aufgenommen, bei den auf diese Körperregion spezialisierten Fachärzten. Obwohl der erfahrenste verfügbare chirurgische Facharzt Tony untersuchte und das volle Spektrum an Tests durchgeführt wurde, konnte keine Diagnose gestellt werden. Als sich das Befinden meines Freundes nach zwei Tagen noch nicht gebessert hatte, wurde entschieden, eine diagnostische Laparotomie vorzunehmen, eine Operation, bei der man den Bauch von der Brust bis zum Schambein öffnet und alle darin befindlichen Organe untersucht. Noch immer fand keiner der Fachärzte heraus, was mit Tony los war. Eine Blinddarmentzündung lag nicht vor, auch keine Erkrankung des Darms oder der Leber. Milz und Bauchspeicheldrüse sahen gesund aus.

Am vierten Tag nach seiner Aufnahme ins Krankenhaus kämpfte Tony auf der Intensivstation um sein Leben. Sein ganzer Organismus begann schlappzumachen, und es wurde ein Lungenscan angeordnet, um seine langsam zusammenbrechende Atmungsfunktion zu untersuchen. Dabei zeigten sich dicke Blutklumpen in beiden Lungenflügeln. Diese potenziell tödlichen Lungenembolien waren zweifelsfrei die Ursache für Tonys ursprüngliche Unterleibsschmerzen. Dank der in diesem späten Stadium noch eingeleiteten Antikoagulanztherapie überlebte Tony zum Glück.

Dies ist ein schlagendes Beispiel dafür, dass die Einteilung der Ärzteschaft in klinische Fachgebiete vorteilhaft und riskant zugleich ist. Die besten Allgemeinchirurgen fanden nicht, was ein gewöhnlicher Lungenfacharzt viel früher diagnostiziert hätte.

Aber es sind nicht nur die rein körperlichen Beschwerden, die dem Arzt gegenüber zuweilen erst einmal als etwas völlig anderes daherkommen. Aidan lernte ich eines Sommers im Rahmen einer Sprechstunde kennen, die ausschließlich Menschen mit Nasenproblemen vorbehalten war, in der Rhinologie-Sprechstunde. Der Tag hatte gut begonnen. Meine ersten beiden Patienten hatten ziemlich einfache Anliegen. Der eine hatte eine Nasenschleimhautentzündung und brauchte ein steroidhaltiges Nasenspray. Der andere, mit einer langen Anamnese von Nasenpolypen, wollte mit mir besprechen, ob eine operative Behandlung seiner Nasennebenhöhle möglich war. Beide waren angenehme Zeitgenossen und schilderten die Schwierigkeiten, die sie mit ihren Nasen hatten, in klaren Worten. Keiner von ihnen hatte Begleiterkrankungen, nichts, was ihre spezifischen rhinologischen Beschwerden überlagert oder verkompliziert hätte. Die Leichtigkeit, die ich beim Austausch mit diesen Patienten empfand, das Glücksgefühl, rührte von der Genugtuung her, dass ich überschaubare Probleme richtig angepackt hatte.

Bei der dritten Krankenakte, die mir die Schwester reichte, dachte ich, sie gehöre zu einem Kind, so dünn war sie. Das Deckblatt hatte noch den Schimmer, den Kartonpapier hat, bevor es weich und faserig wird, und als ich die Mappe auf den Tisch legte, klappte sie bei einem weißen A4-Bogen aus der Abteilung für medizinische Fotografie auf. «Bilder der Rhinoplastik» lautete der Titel, darunter drei Fotos eines jungen Mannes: je eines im Profil aufgenommen, wie für die Verbrecherkartei, und eines von vorn, wobei die Kamera leicht schräg von unten gehalten war, damit die Nasenspitze gut zu sehen war.

Das dicke, braune Haar meines Patienten war nicht einfach bloß geschnitten, sondern regelrecht gestylt. Es war durchgestuft, am Oberkopf kurz und stachlig, fedrig in die Stirn und vor den Ohren wie Koteletten frisiert. Der Patient hatte den Kragen für die Aufnahmen wohl extra aufgestellt, und mir fiel auf, dass er fein und seidig war wie ein Blusenkragen.

Ich rief mir in Erinnerung, dass dies hier ein Rhinologie-Termin sein würde und dass es bei diesen Aufnahmen zuallererst um die Nase des Patienten gehen sollte. Ich richtete den Blick also wieder auf sie und wollte schauen, was einem an der Nase zuwider sein mochte. Zu groß? Bei einer Prügelei verformt? Nein. Die Nase, die ich sah, war ganz regelmäßig, für einen Mann sogar hübsch. Sie sprang in einem Bogen so vor, dass man sie mit einer weiblichen Nase hätte verwechseln können, säße sie nicht in diesem besonderen Gesicht. Sie hatte einen kleinen Höcker, und die Spitze war symmetrisch und gefällig. Ich sah keinen Grund, warum jemand sie verändern wollen sollte.

Die Schwester bat Aidan herein. Sein Auftreten war zurückhaltend, aber nicht kleinlaut. Er war keineswegs befangen wie sonst so viele Patienten. Sie sind befangen, in einen Bereich einzutreten, der ganz eindeutig nicht der ihre ist, in dem sie sich aber mitten ins Scheinwerferlicht stellen müssen. Dieses bange Gefühl ist vielleicht keinem von uns fremd, der ins Sprechzimmer eines Arztes hineingeht, in ein ganz und gar fremdes Gesicht blickt, den Geruch des vorherigen Patienten wahrnimmt und mit dieser Wahrnehmung die Wiederholbarkeit des Patienten, die persönliche Unwichtigkeit erfährt. Aidan tat aber auch nicht das Gegenteil, schaltete nicht reflexhaft von Schüchternheit auf Forschheit um, wie es manche tun, die dann eine Hühnerbrust herausstrecken und sich auf den Stuhl plumpsen lassen, als wollten sie sagen: «So, da bin ich! Jetzt mach mal, Doktor.»

Aidan kam herein, wie er wohl jeden Raum betrat. Zurückhaltend, wie gesagt, aber auch bestimmt. Keine gesellschaftliche Schwelle, die ihn geschreckt hätte, keine Schüchternheit in Erwartung des neuen Gegenübers. Er wartete meine Begrüßung nicht ab, sondern streckte mir von sich aus die Hand entgegen und sagte auf Augenhöhe hallo. Nannte mit feiner Kadenz seinen Namen. Wäre ich irgendwo anders auf die Weise begrüßt, so mit Höflichkeit überrumpelt worden, hätten sich bei mir womöglich zärtliche Gefühle geregt.

Etwas in mir hatte diese alternative Möglichkeit offenbar wahrgenommen, denn mir wurde für einen Moment innerlich heiß. Ich musste tief Luft holen und hätte am liebsten den Blick von dem Mann abgewendet, bis ich mich wieder gefangen hatte. Ich sah nach unten, suchte etwas, an dem ich meinen Blick festhalten konnte. Wo war denn bloß das Papier mit den Befunden des Allgemeinmediziners? Doch stattdessen sah ich das Bild dieses jungen Mannes, dessen Gelassenheit mich so aus der Fassung gebracht hatte, und das gleich dreifach, ein Aidan-Triptychon. Ich blätterte wild in der Akte und fand endlich den Brief des überweisenden Arztes.

«Verehrter Kollege», stand da, «ich bitte um Begutachtung dieses jungen Mannes, der schon lange unglücklich darüber ist, wie seine Nase aussieht. Er möchte über die Möglichkeiten einer Rhinoplastik sprechen. Ich lasse Aufnahmen anfertigen.» Weitere Einzelheiten nannte er nicht.

Der Vormittag, der bis zu diesem Patienten reibungslos verlaufen war, geriet jetzt aus dem Takt. Ich brachte die Reihenfolge von Abläufen durcheinander, schaffte es nicht einmal, einfach vorn anzufangen. Ich wollte zwar nur diese spezielle rhinologische Untersuchung durchführen, doch die Anamnese, die ich aufnahm, war zu kurz, und beinahe hätte ich mehrere wichtige Punkte vergessen, die ich dann alle zum Schluss noch abfragen musste: War die Nase je blockiert gewesen, gab es Unfälle in der Vorgeschichte, bereits erfolgte Eingriffe? Die Fragen und Antworten türmten sich. Und die ganze nervige Untersuchung endete damit, dass ich fragte: «Was sollen wir eigentlich an der Nase ändern?»

Für diese Frage hatte ich meinen Patienten auf dem blauen Zahnarztstuhl Platz nehmen lassen, der in der Mitte des Zimmers in den Boden verschraubt war. Der Rücken des Stuhls nötigte Aidan, sich zurückzulehnen. Hätte er sich, der Form des Stuhls entsprechend, rücklings ausgestreckt, hätte ich ihn in der für HNO-Untersuchungen perfekten Position vor mir gehabt. Aber Aidan setzte sich nur und lehnte sich nicht zurück. Die Füße fest auf der Fußauflage, saß er da, die Hände auf den Knien. An den Knöcheln waren sie aufgesprungen, und die Nagelbetten waren sehr lang und gewölbt wie kandierte Mandeln.

Er sah mich frontal an. In seiner permanenten Habtachtstellung war er nur deshalb nicht abschreckend, weil seine Stimme so leise war, dass es fast wie Lispeln klang, obwohl es nicht unangenehm war und mich nicht so nervös machte, wie das bei zischenden Stimmen sonst der Fall ist. Er schilderte nun sein Anliegen. Und als er anfing, überraschte mich die Heftigkeit seiner Worte.

«Sie ist nicht so, wie sie sein soll. Ich will sie wirklich anders haben. Sie ist hässlich. Können Sie mir diesen Höcker hier wegmachen?»

Mit langem Zeigefinger stieß er sich unbeabsichtigt so heftig an den Nasenrücken, dass er zwinkern musste. Mit einem Mal sah er müde aus. Er hob die Hände von den geteilten Knien, stellte die Beine zusammen und ließ die Hände wieder auf den Schoß fallen. Lehnte den Kopf an die Lehne. Die weichen Fransen seines Haars fielen nach hinten und legten die Ohren frei, die etwas merkwürdig aussahen, wie öfters bei gutaussehenden Menschen. Ich streckte die Hand bis unmittelbar über seine Nase.

Sagte: «Das Problem ist, Sie haben bereits eine eher schmale Nase. Wenn wir den Höcker entfernen, besteht die Gefahr, dass Ihre Nase zu feminin aussieht, wie eine Mädchennase.»

Aidan blieb sitzen, wie er war, aber die Worte, die er nun sprach, kamen heraus, als ob er sich kerzengerade aufgerichtet hätte. «Ich möchte eine Mädchennase. Ich bin ein Mädchen. Ich möchte ein Mädchen sein.» Im selben Moment ging die Tür auf, und mein poltriger Chef kam herein. Er hatte wohl geglaubt, ich sei allein. Ich stand mit dem Rücken zur Tür, und meine Hand lag noch in der Luft über der Nase, um die es, wie ich gerade merkte, genau genommen gar nicht ging. Ich muss schockiert ausgesehen haben, denn als ich, vom Eintreten meines Chefs überrascht, herumfuhr, schloss er an sein «Oh, Entschuldigung», für die Unterbrechung, gleich mit «Was ist denn?» an. Dass er Arzt war, hatte er vergessen, offenbar nur das Heikle der Situation gespürt.

Ich schaute vom einen zum anderen. Aidan im Blick behaltend, sagte ich: «Das ist Mr. Patel, einer unserer Chefärzte.» Als ich mich kurz darauf wieder gefangen hatte, erklärte ich meinem Chef: «Das ist Aidan. Er ist heute hier, um sich nach den Möglichkeiten für eine Nasenkorrektur zu erkundigen. Ich glaube aber, er hat mir gerade mitgeteilt, dass er eigentlich an eine Geschlechtsumwandlung denkt.»

Mr. Patels Schultern, wie stets hochgezogen vor Sturm und Drang, sanken herab. «Ach herrje!», sagte er. «So was ist mir ja noch nicht untergekommen. Sie kommen am besten mal mit mir mit, junger Mann. Wir können uns in mein Sprechzimmer setzen und darüber reden, wie es jetzt weitergeht.»

Er hielt Aidan die Hand hin, aber der nahm sie nicht. Als er aufstand, blickte mein Patient Mr. Patel nur an und hielt so die Verbindung zu der Hilfe, die der ihm gerade angeboten hatte; es wirkte, als wolle er diesen ersten Zipfel der Krise festhalten, über die er bis jetzt noch nie gesprochen, ja sie vielleicht nicht einmal in Worte gefasst hatte.

Von Mr. Patels Sprechzimmer kehrte Aidan an diesem Vormittag direkt zu seinem Allgemeinarzt zurück, um den Prozess einer Geschlechtsumwandlung einzuleiten. Das war das letzte Mal, das ich ihn sah, aber ich habe nicht vergessen, dass sich sein eigentlicher Wunsch als etwas anderes manifestierte, dass das eine unter dem Deckmantel des anderen daherkam. Und ich musste in den folgenden Monaten immer wieder an ihn denken, als ich mich zu fragen begann, ob es in meinem Leben nicht auch etwas gab, was uneingestanden schwelte.

Der erste Zweifel an meiner Entscheidung für die Chirurgie als Beruf beschlich mich während einer internationalen HNO-Konferenz. Der Tag, an dem Aidan mich vormittags in meiner Sprechstunde aufgesucht hatte, lag noch kein Jahr zurück. Ich war im fünften Monat schwanger und machte zum ersten Mal im Leben die Erfahrung, dass die Arbeit mich ermüdete. Nach dem langen Stehen im OP fühlte ich mich ganz matt. Wenn ich abends nach Hause kam, fehlte mir die Kraft, mich noch einmal über die Bücher zu setzen und mich auf die am nächsten Tag anstehenden OPs vorzubereiten, und ich wollte nur noch schlafen. Mitten in der Nacht aufzustehen, wenn ich Bereitschaft hatte, war zu einer echten Herausforderung geworden. Bisher hatte ich all das den durch die Schwangerschaft bedingten physiologischen Veränderungen zugeschrieben und hoffte, dass ich bald wieder die Alte sein würde.

Daher war ich dankbar, als ich eingeladen wurde, Forschungsergebnisse auf einer prestigeträchtigen Konferenz in Barcelona vorzustellen. Ich wollte die Gelegenheit unbedingt bestmöglich nutzen und dachte, ein erfolgreicher Vortrag gäbe mir genau den Auftrieb, den ich brauchte, wäre genau das richtige Mittel, um mich wieder für die Chirurgie zu motivieren und die Liebe zu meinem Beruf neu zu entfachen.

Am Tag vor Beginn der Konferenz reiste ich zusammen mit einigen HNO-Kollegen nach Spanien. Ich verbrachte den Abend damit, meine Präsentation noch einmal durchzugehen, stand am nächsten Morgen zeitig auf und traf als Erste im Konferenzzentrum ein. Auf einer Anschlagtafel sah ich nach, in welchem Raum ich meinen Vortrag halten würde. Es war, wie sich herausstellte, der größte Hörsaal des Gebäudes, der fünfhundert Zuhörer fasste. Mein Vortrag war für zehn Uhr angesetzt, einer der ersten der Konferenz.

Stundenlang strich ich durch das seelenlose Gebäude, und nach und nach begann sich das Konferenzzentrum zu füllen. Hier und da standen Chirurgen aus Mittelmeerländern beieinander und rauchten, und es gab Gruppen von Engländern, in denen schallend gelacht wurde. Schließlich betrat ich den Hörsaal, baute meinen Computer auf und projizierte vorbereitend schon mal das erste Bild meiner Powerpoint-Präsentation auf den Großbildschirm. Auf dem Podium, auf dem ich stand, hätte der gesamte Chor einer griechischen Tragödie Platz gefunden. Ich wartete.

Fünf vor zehn erschien mein Chef mit einem anderen HNO-Kollegen. Der Zeitpunkt, für den der Vortrag festgesetzt war, kam und ging vorüber. «Mitteleuropäische Zeit», rief einer der beiden lahm zu mir herauf, und der andere lachte. Ich trat von einem Bein aufs andere und scharrte probehalber mit dem Absatz meiner hohen Schuhe über das Parkett auf der Bühne. War es glatt? Bestand die Gefahr, dass ich ausrutschte, wenn ich beim Beifall der bis jetzt noch unsichtbaren Zuhörer vom Podium herunterstöckeln würde?

Um fünf nach zehn begann ich mit meinem Vortrag, vor den beiden Chirurgen, die ihn bereits zigmal gehört hatten. Einmal ging mittendrin polternd die Schwingtür am hinteren Ende des Hörsaals auf und ließ von ferne jemanden erkennen, der es sich aber nach dem ersten Impuls wohl doch anders überlegte, auf dem Absatz kehrtmachte und wieder verschwand. Fragen gab es keine. Vier Hände klatschten heftig, als ich geendet hatte. Und das war's.

Danach war ich ziemlich niedergeschlagen. Ich hatte geschuftet, im Grunde für nichts, und kam mir dumm vor. Merkwürdigerweise aber war mir tags darauf – und eigentlich den ganzen Rest der Konferenz – immer noch elend. Ich weiß noch, wie ich auf dem Heimweg, als meine Kollegen mich ob meiner kleinen Niederlage bemitleideten, zu meiner eigenen Überraschung plötzlich dachte: «Nein, ich glaube nicht, dass ich traurig bin, weil keiner bei meinem Vortrag war. Und ich glaube auch nicht, dass es an der Schwangerschaft liegt. Es geht um mehr. Ich glaube, das ist nur die Spitze des Eisbergs.» Aus heutiger Sicht war dieser Gedanke der Anfang eines Neubeginns für mich.

Heute spezialisieren sich Ärzte, die eine Laufbahn in der Chirurgie einschlagen, früher als in der Vergangenheit. Und je weiter jemand auf seinem Gebiet kommt, desto schmaler wird es. Ein solches System hat den großen Vorteil, dass es für jede erdenkliche Krankheit, die jemand haben kann, einen Spezialisten bereithält. Aber es birgt auch Risiken. Wenn wir Ärzte uns ausschließlich auf einen Bereich konzentrieren, kann es passieren, dass wir für alles andere Scheuklappen haben. Es kann vorkommen, dass wir Probleme einfach deshalb nicht erkennen, weil sie außerhalb unseres Fokus liegen. Und es kann vorkommen, dass wir wichtige Veränderungen übersehen, die sogar noch näher an unserem Zuhause stattfinden.

ZUHAUSE

Als ich mit der Medizin anfing, war mein Zuhause nur ein tristes Krankenhauszimmer. Als junge Ärzte im Praktikum bekamen wir Unterkünfte gestellt und gesagt, dass wir in unserem ersten Lehrjahr eh wenig Gelegenheit haben würden, die Arbeit zu verlassen. Der Flur, auf dem diese Zimmer dicht an dicht lagen, schien ins Unendliche zu führen wie eine Lektion beim Aufschlagen eines Lehrbuchs. Der Stolz, mit dem ich durch die Tür trat, an der zum ersten Mal mein Name mit dem «Dr.» davor stand, stellte den Raum dahinter bei weitem in den Schatten.

Mein Zimmerchen war genau wie alle anderen klein und viereckig. Darin befanden sich ein schmales Bett und ein an der Wand befestigter Schreibtisch, kaum groß genug, ein Buch darauf abzulegen, dazu ein an eine Schule gemahnender Stuhl, ein Schrank und ein Waschbecken. Auf dem Boden lag ein Stückchen Teppich, genauso gepresst und filzig, wie es ihn in allen wichtigen Institutionen meines bisherigen Lebens gegeben hatte.

Neben dem Bett war ein schmutziges Fenster mit Ausblick auf ein mit Taubenkot bespritztes Sims und eine schmierige Skyline im Hintergrund. Dort stehend, gewöhnte ich mich an den Anblick von Kollegen, die sich zu allen Tag- und Nachtstunden mit Zigaretten im Mund zu den Fenstern ihrer Zimmer hinauslehnten. Ich atmete die stinkende Luft ein und fühlte mich wie eine Urlauberin auf der Kreuzfahrt ihres Lebens.

Obwohl es so klein war, kam mein Zimmer mir unendlich geräumig vor. Als ich zum ersten Mal allein darin saß, beschwor ich mir Bilder tugendhafter Einsamkeit aus allen viktorianischen Romanen herauf, die ich je gelesen hatte. Mixte diese gouvernantenhaften Ideen noch mit kühneren von Soldaten, Piraten und Forschungsreisenden und hatte daraus schließlich das heroische Gemisch zusammengebraut, als das ich meine Zukunft sah. Dieses eigene Zimmer war groß genug, um nach allen möglichen Abenteuern darin auszuruhen, und ich verband seine Schlichtheit und Geradlinigkeit damit, wie mein Leben als Chirurgin verlaufen würde. Ich unternahm nichts, um die Wände etwas persönlicher zu gestalten oder den Raum insgesamt gemütlicher zu machen. Ich mochte das Kalte, dem zum Trotz ich mich aufblühen sah. Das Einzige, was ich tat, war, einen kleinen Kühlschrank aufzustellen, was aber eine ganze Kakerlakenpopulation so freudig aufnahm, dass ich ihn bald wieder entsorgte.

Sobald es mit den Diensten losging, wurde dieses Zimmer meine Zuflucht. So vollgepackt wie in den ersten Wochen meines Einstiegs in die Krankenhausmedizin war mein Leben später nie wieder. Mitzuerleben, wie Patienten nach einer Erkrankung oder einer Operation Schritt für Schritt genasen, verschaffte mir Genugtuung, vergleichbar dem Kind, das die auf Löschpapier ausgesäte Kresse sprießen sieht. Nicht minder interessant war, die Menschen zu erleben, denen die Medizin nicht helfen konnte. Die Fälle, bei denen es bergab ging, zeigten mir den schleichenden Verlauf von Krankheiten, die ich bisher nur aus dem Lehrbuch kannte. Und wenn ich in gelegentlichen Augenblicken der Ruhe in meinem Zimmer eine Pause machte und mir vor Augen führte, was ich alles lernte, hatte ich das Gefühl, mir grenzenlose Räume zu erschließen. Es war, als würde ich wachsen und die Wände ringsum mit mir.

Noch bis vor kurzem war dieses Zimmer mir das liebste Zuhause, das ich je gehabt hatte, der Platz, an dem ich am meisten ich selbst war. Ich war traurig, als ich es nach meinem ersten Jahr als Krankenhausärztin an einen neu beginnenden Kollegen abtreten und mir eine andere Bleibe suchen musste. Viel Zeit habe ich in dieser neuen Wohnung nicht verbracht, denn ich war ja meistens bei der Arbeit. Und wenn ich nach Hause ging, schämte ich mich ein bisschen dafür, wie kahl es dort aussah. Was in meinem Krankenhauszimmer normal gewesen war, war jetzt bloß noch traurig.

Noch später habe ich geheiratet und ein Kind bekommen und mir damit auch das Zuhause geschaffen, das ich mir als Kind halb erträumt hatte. Doch sogar hier stellte meine häusliche Situation mich vor Probleme. Je mehr Zeit ich fern der Arbeit verbrachte, desto stärker hatte ich das Gefühl, dass sich meine chirurgischen Bande lockerten. Das missfiel mir, und ich klammerte mich umso mehr an das Krankenhaus als das Umfeld, über das ich mich definieren wollte. Dabei kam mir der Rat einer dienstälteren Chirurgenkollegin sehr entgegen, die mir Mut zusprach: «Suchen Sie sich ein gutes Kindermädchen. Überlassen Sie dem Kindermädchen die Bindung an die Kinder. Sie gehen weiter Ihren Weg als Chirurgin.»

Entsprechend organisierte ich mein Leben. Ich glaubte, das Richtige zu tun, wenn ich meine Zweifel in Schach hielt. Aber dann lernte ich Thomas kennen. Er war zehn Tage alt, als ich ihn das erste Mal sah. Als unser Visitentross in der Neugeborenen-Intensivstation angekommen war, hatten wir bereits vor den Betten von gut dreißig anderen Patienten auf zahllosen Stationen haltgemacht. Thomas' Name war nur einer von vielen, die noch auf der A4-Liste in meiner Hand standen, in derselben Schrift gedruckt wie die Namen aller Erwachsenen, obwohl er noch so klein war. Mein Visitenbogen teilte mir auch mit, dass er wegen einer Laryngomalazie im Krankenhaus lag, nichts Ernsthaftes, es bedeutet einfach, dass der Kehlkopf bei einem Säugling weicher ist, als er es sein sollte. In seinen ersten Lebenswochen zeigt so ein Kind also laute Atemgeräusche, einen Stridor. Das Symptom kann für die Eltern beunruhigend sein, meistens gibt es sich aber von selbst wieder. Thomas war an dem Tag bei uns aufgenommen worden und sollte innerhalb der nächsten vierundzwanzig Stunden wieder entlassen werden. Unsere Visite auf der Intensivstation war also vermutlich reine Routine, und darüber war ich froh, denn ich war schon spät dran für meine Sprechstunde.

Wir näherten uns der Stelle auf Intensiv, wo Thomas in seinem Kinderbettchen lag. Auf einem kanzelartigen Pult daneben waren im 45-Grad-Winkel die Notizzettel und die Krankenakte angeordnet, drum herum andere Gestelle und Apparate, wie Ersatzeltern, die Wache standen. In der Mitte dieses Tableaus lag ein Floh von einem Säugling, der auffallend interessant angezogen war, immerhin etwas, denn anderweitig zu zeigen, dass er interessant war, war ihm ja bisher verwehrt geblieben, da er hier festsaß. Ein Teddy mit glänzendem Fell überragte ihn beinahe, ein alberner Ersatz für Mutter und Vater, die sich in dem schuhschachtelgroßen Bett nicht neben ihren Kleinen legen und ihm ihre Liebe zeigen konnten.

Er schlief. Seine Eltern waren nicht da. Eine Schwester wachte an Thomas' Station. Sie nickte dem Oberarzt zu und sprach in der eigentümlichen, allzu vertraulichen innigen Diktion, in die Schwestern oft bei den von ihnen versorgten Kleinkindern verfallen. Die erste Aussage war praktischer Natur: «Er macht sich gut», die zweite kameradschaftlicher: «Er ist ein kleiner Kämpfer», dann folgte wieder etwas Praktisches: «Er dürfte morgen nach Hause können.»

Wir blieben kaum stehen. Wir zockelten nur hinter dem

Chefarzt her wie das Gefolge hinter der Braut, wenn sie in der Kirche den Gang hinabschreitet oder kehrtmacht und wieder herauskommt.

Der kurze Stopp hatte aber genügt, um in mir ein ganz ungewohntes Gefühl zu wecken. Als ich an dem Plastikbett vorbeigeschlichen war, hatte ich geistesabwesend einen Blick auf den kleinen Jungen geworfen. Säuglinge wie Thomas hatte ich schon oft gesehen, und normalerweise berührte mich das nicht sonderlich, denn sie wirkten so seltsam ich-los. Dieser Junge aber war so kompakt, so klein. Er schlief so fest, so ganz und gar, dass irgendetwas in mir weit wurde, so als sei ein einzelner Ton zu einem Dur-Akkord geschwollen. Ich hatte mich dem Kleinen irgendwie nähern, hatte seine steinchengroße Faust berühren wollen. Denn erlebt hatte ich sie ja schon, die plötzliche Gier der Mutter nach Nähe zu einem Kind, die auch durch noch so viel Halten und Küssen und Riechen nicht gestillt werden kann.

Ich war überrascht von meiner Empfindung, und das nicht nur, weil es ein kalter Krankenhaustag war. Und das nicht nur, weil ich dieses Kind nicht kannte. In Wahrheit hatte ich es gut hingekriegt, meine mütterlichen Gefühle in die fünf Minuten zu verweisen, die ich allabendlich im schwach beleuchteten Zimmer meines eigenen Kindes verbrachte, wenn ich von der Arbeit nach Hause kam. Während der wenigen Monate, die ich den Mutterschutz nutzte, hatte ich mir zwar mehr Weiblichkeit zugestanden, diese Gefühle nach der Rückkehr an meinen Arbeitsplatz jedoch zugunsten der mir vertrauteren Freuden der Anspannung und des frohgemuten Ehrgeizes wieder zurückgedrängt. Dieses kranke, unter grellem Licht liegende Kind hatte etwas in mir wachgerufen, was mein eigenes Kind über Monate nicht vermocht hatte.

Wir verließen jetzt die Intensivstation. Entfernten uns von

einem mir unbekannten Säugling, der mich, so goldig, wie er war, verblüfft hatte. Ich war traurig, weil ich Thomas nie wiedersehen würde.

Zufällig hatte ich in der Nacht Bereitschaft und war nicht nur für mein eigenes Krankenhaus, sondern auch für drei andere in der Region zuständig. Mein Zuhause lag gleichweit von allen vier Kliniken entfernt, in die ich gerufen werden konnte. Nachdem ich mich bei meinen untergebenen Kollegen vergewissert hatte, dass nichts Dringendes anstand, packte ich meine Tasche und ging hinaus zum Krankenhausparkplatz. Der Asphalt war inzwischen fast völlig schwarz, es war aber noch hell genug, die verschieden dunklen Wagen zu unterscheiden, unter denen ich meinen fand. Ich dachte wieder an das dämmrige Kinderzimmer bei mir zu Hause, in das ich bald leise tapsen würde, um meinen eigenen Nachwuchs tief und fest schlafen zu sehen.

Vor meinem geistigen Auge sah ich mich als Punkt auf einer Karte zwischen zwei kleinen Kindern, dem einem, das ich verließ, und dem anderen, zu dem ich mich aufmachte. Ich drückte das Polster an meinem Autoschlüssel und sah und hörte den Piep-Blitz der sich öffnenden Zentralverriegelung. Und da ertönte ein anderes mir vertrautes elektronisches Geräusch, das des Piepers, den ich am Gürtel trug und der mich von irgendwoher anfunkte. Ich setzte mich ins Auto, rief in der Zentrale an und wartete auf dem Fahrersitz, während die Frau mich, wie sich herausstellte, zur Neugeborenen-Intensivstation durchstellte. Dass ich zu Thomas gerufen wurde, überraschte mich zwar nicht, aber wenn es sich um einen anderen Patienten gehandelt hätte, würde ich mich nicht mehr an mein spontanes Gefühl dazu erinnern.

Die Schwester, mit der ich sprach, klang gehetzt und sagte, sie mache sich Sorgen um ihn. Seine Atmung habe sich in den letzten fünf Minuten verschlechtert, seine Sauerstoffsättigung sei ein bisschen gefallen, und er scheine schlecht Luft zu bekommen. Sie brauchte mir nicht haarklein alles zu schildern, ich hatte schon genug gehört. Meine Prüfung zum HNO-Facharzt war noch nicht so lange her, dass ein schwerkrankes Kind mit Verdacht auf ein Luftröhrenproblem keine Schreckensvorstellung für mich gewesen wäre. Und ich war froh, dass ich den Jungen noch einmal sehen, dass ich noch einmal zu ihm gehen konnte.

In null Komma nichts war ich auf der Station. Wo ich meinen Schützling fand, wusste ich ja. Thomas lag noch genauso in seinem Plastikbett wie zuvor, sonst aber hatte sich manches verändert. Dass der Himmel inzwischen stockdunkel geworden war, undurchdringlich, war unerheblich. Bezeichnend war, dass der Säugling jetzt nicht mehr schlief, sondern weinte. Wo vorher der Tropf gestanden hatte, umringten nun Menschen sein Bett: eine Schwester, eine Mutter, ein Vater. Mit bangen Gesichtern beugten sie sich darüber wie die Heiligen Drei Könige über die Krippe. Die Schwester hatte eine kleine Sauerstoffmaske in der Hand und wollte sie dem Kleinen sacht über Mund und Nase stülpen. Aber der drehte sein Gesichtchen weg, sodass ihre Hand immer wieder hin und her fuhr, nur um jedes Mal auf dieselbe Ablehnung zu stoßen. Das Kind weinte stoßweise, und bei jedem Atemholen vernahm man den Stridor, das schrecklichste Geräusch, das man aus dem Mund eines Kindes hören kann: Luft, die sich an den Stimmbändern vorbei mühsam und geräuschvoll den Weg ins Freie erkämpft, durch einen Spalt, keine vier Millimeter breit.

Ich ging hinein, ohne mich vorzustellen. Langte in das Bett, gab dem Drang nach, den ich schon bei der Visite verspürt hatte, jetzt aber mit Schwung, denn für Zärtlichkeit war keine Zeit. Jetzt war ich nur die Ärztin, die dieses Kind retten wollte und damit sich selbst. Ich musste das Problem beheben. Mit einer Bewegung nahm ich den Jungen hoch, drehte ihn um und drückte ihn, sein Gesicht nach unten, seiner Mutter in die Arme. In Bauchlage, in der sich die Atemschwierigkeiten bei einer Laryngomalazie, einer Erweichung des Kehlkopfes, häufig bessern. Ohne dass Worte nötig waren, hob die Mutter den Blick zu mir, der Ärztin, als wolle sie einfach fragen: «Bitte, was soll ich tun?» Worauf ich bloß zu erwidern brauchte: «Genau das. Einfach nur so.» Denn sie tat es bereits. Ihr Sohn lag auf ihrem Arm. Er hatte gleich darauf zu weinen aufgehört, und obwohl der Stridor beim Einatmen noch zu hören war, war es nun ein leises Geräusch. Die Mutter war wohl genauso erleichtert wie ich selbst, sie in ihrer Lage, ich in meiner. Sie bewegte den Arm jetzt ein bisschen hin und her, eine in der Kinderstube ganz übliche kleine Geste, so als sage ihr Körper dem Kind: Fühl mal die Bewegung, die ist natürlich, sie heißt zu Hause, sie heißt nicht Schreck oder Unruhe. Ich probierte es meinerseits nun auch mit etwas anderem. Geradezu lässig griff ich nach der kleinen Kindermaske an dem Schlauch, aus dem der Sauerstoff strömte, noch auf Maximalzufuhr eingestellt. Ich drehte den Regler am Kanister etwas zurück, damit das Zischen aufhörte, aber immer noch etwas herauskam, reichte der Mutter das freie Ende des Schlauchs und sagte, sie solle es ihrem Kind dicht, aber nicht zu dicht vors Gesicht halten, wenn sie glaubte, dass es ihm guttue.

Als unsere Blicke sich trafen und diese simplen Dinge mitteilten und aufnahmen, von Frau zu Frau, war sie in meinen Augen ganz Mutter. Ich konnte sie mir nirgendwo sonst vorstellen als hier und dabei, diese Dinge zu tun. Sie war wie die gereifte Heldin in einem Jane-Austen-Roman, die gelernt hat, eine Krise durchzustehen, die eine richtige Frau geworden ist. Und ich überlegte in dem kurzen Moment nach der Angst, den die Beruhigung des Kinds zuließ, was sie wohl in mir sah. War ich in ihren Augen ganz die Ärztin? War ich für sie noch irgendwo anders vorstellbar oder nur in diesem behelfsmäßigen Zuhause, dem Krankenhaus, wo ich andere auf letztlich so unpersönliche Weise versorgte? Und – war das alles, was ich mir für mich selbst vorstellen konnte? War ich nur das?

Der Säugling war jetzt still. Seine Atemfrequenz war gesunken, der Stridor verstummt und die Sauerstoffsättigung wieder gestiegen. Das klinische Bild vor mir war wieder, wie es sein sollte.

Aber ich hastete nicht sofort nach Hause. Ich blieb noch ein Weilchen da. Stand abseits des Kindes, aber stand ihm bei, indem ich es auf dem Arm seiner Mutter betrachtete. Mir ansah, wie offen Liebe sein konnte. Das war etwas Neues, und ich wollte Anteil daran haben. Ich probierte es damit, das Kind zart zu tätscheln und den Schlauch am Sauerstoffgerät zu richten, was eigentlich überflüssig war. Die Mutter ließ es zu, kostete ausgiebig aus, dass die Krise überwunden war und wir zwei Frauen, die eben noch praktisch gehandelt hatten, jetzt ins Gluckenhafte verfielen: sie die stolze Mutter, ich die bewundernde Ärztin. Mein eigenes Kind war wie ein ferner Zeuge, weit weg, am anderen Ende der Stadt, außerhalb dessen, zu dessen Zentrum ich vordringen wollte. Es war nicht mein Kind, das ich versorgt hatte, um dessentwillen ich erlebt hatte, wie Panik von Erleichterung und diese wiederum von Zuneigung abgelöst wurden. Ich hatte diese Nähe bei dem Kind einer Fremden, bei einem fremden Kind gefühlt. Nichts hatte mich nach Hause zu meinem eigenen gezogen. Ich weiß nicht mehr, was ich im Zimmer meines eigenen Kindes an dem Abend empfand, daran erinnere ich mich nicht.

Der Vorfall beendete keine Krise als solche. Bei mir hatte es nie einen bewussten Moment des Hin- und Hergerissenseins zwischen Arbeit und Kindern gegeben, der mich zur Feministin hätte machen können. Einen Chauvinismus, der mich genötigt hätte, unter Zwang zu entscheiden, was das Wichtigste ist, habe ich nicht erlebt, weder im Krankenhaus noch zu Hause. Ich hatte jedoch schon lange das Gefühl, dass irgendetwas aus der Bahn geraten war und wieder aufs richtige Gleis gesetzt werden musste, damit das Bild stimmig wurde. Irgendwie sorgte die Begegnung mit Thomas dafür, dass das geschah und ich mit einiger Gewissheit in eine neue Richtung weitergehen konnte.

Einen Monat später gab ich meine Laufbahn in der HNO-Chirurgie auf. Ich trat meine Ausbildungsstelle ab mitsamt ihrem Versprechen von noch mehr Prüfungen, Bereitschaftsdiensten und Forschungsverpflichtungen. Ich entschied mich für einen leichteren, kürzeren Weg, nahm eine feste Stelle als Chirurgin an, die zwar keine Aufstiegsmöglichkeiten bot, mir aber trotzdem erlaubte, in kleinerem Rahmen und mit reduzierter Stundenzahl zu operieren. Ich entschied mich für ein Leben mit mehr Zuhausesein.

Wenn ich an meinen Traum, chirurgische Chefärztin zu werden, zurückdenke, bin ich manchmal traurig über die theoretisch mögliche Zukunft, auf die ich verzichtet habe. Und manchmal sträubt sich etwas in mir dagegen, dass mein Leben ganz nach Frauenart eingerichtet ist. Aber überwiegend ist das nicht der Fall, sondern ich sehe mich selbst, wie ich jetzt bin, wenn ich in einem OP in dem Krankenhaus stehe, das mir zum zweiten Zuhause geworden ist: Im CD-Spieler läuft Musik. Im Raum arbeiten lauter Frauen, und die Atmosphäre ist kameradschaftlich. Ich entferne mit einer Keilresektion den Hautkrebs vom Ohr eines Patienten. Meine Chefin und Freundin Miss P. steht mir gegenüber und schneidet ein zweites Karzinom aus dem Gesicht desselben Patienten. Sie ist eine viel großartigere Chirurgin, als ich es je sein werde, aber heute zumindest arbeiten wir zusammen, als Ebenbürtige und schweigend, sprechen nur, wenn eine die andere um das Skalpell bittet, die Zange, die Diathermie. Und außerhalb dieser Mauern erwartet mich mein richtiges Zuhause.

QUELLENNACHWEIS

S. 12: William Shakespeare, Macbeth. Reclam, Leipzig 1971, übersetzt von Dorothea Tieck

S. 44: John Keats, Gedichte. Insel Verlag, Wiesbaden 1960, übersetzt von Heinz Piontek

S. 82: Philip Larkin, Gedichte. Klett-Cotta, Stuttgart 1988, übersetzt von Waltraud Anna Mitgutsch

S. 177: E. M. Forster, Wiedersehen in Howard's End. F. A. Herbig Verlagsbuchhandlung GmbH, München 1910, übersetzt von Egon Pöllinger

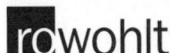

«Ein Sachbuch von Brisanz!»
Die Welt

Vogel- und Schweinegrippe, Ebola und SARS: Immer wieder tauchen neue lebensbedrohliche Infektionskrankheiten auf und verbreiten sich in Windeseile. Wir müssen sogar damit rechnen, dass es in Zukunft noch mehr werden. Aber woran liegt das? Der preisgekrönte Biologe Nathan Wolfe sucht mit detektivischem Spürsinn nach den Erregern rätselhafter Seuchen – in hochmodernen Forschungslabors ebenso wie im zentralafrikanischen Dschungel und auf den Wildtiermärkten Ostasiens.
In diesem Buch erklärt er, wie, wo und warum Pandemien ausbrechen. Und er stellt sein «revolutionäres» (TIME) Konzept vor, mit dem wir sie künftig vorhersagen und verhindern können, statt nur auf sie zu reagieren.

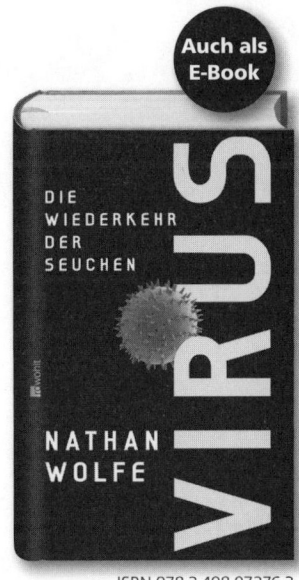

ISBN 978-3-498-07376-3

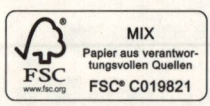

Das für dieses Buch verwendete FSC®-zertifizierte Papier
Lux Cream liefert Stora Enso, Finnland.